JN029275

看護職員の惨事ストレスとケア

災害・暴力から心を守る

松井 豊［編著］

朝倉書店

編著者

松井　豊　筑波大学名誉教授

執筆者

石母田由美子　仙台赤門短期大学看護学科
岡　　順　子　熊本県健康福祉部
川　上　嘉　明　東京有明医療大学看護学部
黒　田　梨　絵　清泉女学院大学看護学部
桑　原　裕　子　青山心理臨床教育センター
髙　橋　洋　子　石巻赤十字病院
登　谷　美知子　石川県立中央病院
三　木　明　子　関西医科大学看護学部
山　口　真　平　東京都立小児総合医療センター
山　﨑　達　枝　長岡崇徳大学看護学部
矢　山　　壮　関西医科大学看護学部

（五十音順）

まえがき

　看護職員は，様々なストレスにさらされている．患者への接遇，同僚との関係や家族問題など，日常生活において多様なストレスを受けている．さらに，日常業務で患者から思いもかけない暴力を受けたり，大災害の被災地で看護を続けるという惨事に遭ったときにも，強いストレスを受ける．惨事に遭遇した最中やその後に外傷性ストレスが生じる現象は，惨事ストレスと呼ばれる．本書は，看護職員の惨事ストレスについて国内で初めて体系的に紹介した書籍である．

　看護職員の惨事ストレスにかんしては，これまで様々な手記や事例集が報告されてきた．たとえば，阪神・淡路大震災で被災した看護職員の体験をまとめた手記集[1]では，震災から数ヶ月たった後でも，発災時刻になると強い不安症状を示す職員の体験などが掲載されている．こうした手記や事例集は他の災害においても，多く公刊されてきた．他方で，看護学や心理学の領域では，看護職員の惨事ストレスの実態を紹介する研究論文が多く発表されている．それらの論文では，看護職員が病院内で受けた暴力によっていかに傷つくかや，災害時に強い使命感で活動した看護職員が後年，ストレス症状に苦しむ実態などが明らかにされている．その中で看護職員は他の職業的災害救援者に比べてストレス反応が多く現れやすいという特徴も明らかになっている[2]．ただし，これらの研究知見は，災害看護学の書籍の一部でしか紹介されていなかった．

　しかし，惨事ストレスは看護職員のメンタルヘルスにとって重要な問題であり，看護職員自身や職員を管理する立場の人が理解しておくべき知識と考えられる．こうした問題意識に立って，本書では，看護職員が被る惨事ストレスにかんする研究知見と事例を体系的に紹介している．

　本書の構成を簡単に紹介する．第1章では惨事ストレスの基本的な考え方を

説明する．第2章では，日常業務で看護職員が被る惨事ストレスについて，労働災害認定事例を紹介した後，惨事ストレスの実態と様々な業務に伴うストレスを，研究知見や事例に基づいて説明する．第3章では，これらの日常的な惨事ストレスへの対処や対策を解説する．第4章では大地震や水害などの災害で被災した看護職員の惨事ストレスを説明する．第5章では，東日本大震災で被災した看護管理職員の惨事ストレスについて，筆者自身の体験をベースにして，詳細に説明する．第6章では，被災した看護職員（看護管理職員も含む）のストレスケアについて，具体的な手法の紹介を交えて解説している．

　さらに，コラムでは，精神科病棟の惨事ストレスや，東日本大震災や熊本地震における惨事ストレスについて，筆者自身の体験を述べながら，具体的に紹介する．各種の災害に看護職員がどのように立ち向かってきたかが，リアルに感じられるコラムになっている．

　本書は，3種の読者層を想定して編まれている．第1は，精神看護学や災害看護学を学ぶ学生である．これらの領域では精神疾患の理解や災害時の対応の仕方を学ぶことが多いが，本書を通して，看護職員が日常業務のつらい出来事や災害被災時に体験するストレスの様態と，その対処も学んでいただきたいと願っている．

　第2の読者層は，看護管理職である．日常業務で発生するトラブルや災害被災時の問題に際して，いかに職員を守るか，さらに看護管理職自身のメンタルヘルスをどのように支えるかについて，研究知見と事例を通して学んでいただきたい．

　第3の読者層は，ご自身が惨事ストレスを被った経験のある看護職員である．日常生活で暴力を受けた，被災時に興奮してしまい十分な看護ができなかった，被災時に部下からなじられた．こうした経験を持つ看護職員は，本書を読めば，自分が経験した気持ちや反応は惨事においては正常な反応であり，多くの看護職員が体験していることを理解されるであろう．もし，あなたが惨事ストレスの経験者であれば，本書を読めば，ご自身の体験の意味を考えるきっかけとなると思う．

　本書の公刊に当たっては多くの方のご協力をいただいた．忙しい業務の合間につらい体験をまとめていただいた執筆者の皆様．中でも，執筆者の紹介から

原稿の検討までをお引き受けいただいた三木明子先生と山﨑達枝先生．また編者の力量不足でご迷惑とご負担をおかけした朝倉書店編集部．こうした方々にお礼を申し上げたい．

　　2020 年 6 月 30 日
　　COVID-19 に関わる医療関係者のメンタルヘルスを祈りつつ

松 井　　豊

1)　南　裕子（編）：阪神・淡路大震災そのとき看護は，日本看護協会出版社，1995.
2)　松井　豊：惨事ストレスとは何か―救援者の心を守るために，河出書房新社，2019.

目　　次

第1章
惨事ストレスの基礎

松井　豊

(1.1) 惨事ストレスとは

　1995年兵庫県南部地震（阪神・淡路大震災）を体験した看護職員が次のような手記を残している．「二ヶ月経つ今も，時として急に，震災の恐怖に引き戻されることがあります．建物が揺れ，詰所の中の物が凄まじい音を立てて落ちる光景は，鮮明に私の脳裏に焼きついており，このときの状況を思い出すたびに，涙が出てきます．」[1]

　本書で説明する惨事ストレスは，狭義には，「消防職員や自衛隊員などの職業的災害救援者が，惨事に直面したり目撃したりしたときやその後になって起こる，外傷性ストレス反応」と定義される．しかし，上記の手記のように，看護職員や他の職種でも惨事に直面すると，外傷性ストレス症状が生じることが明らかになっている（本書第2章，第4章参照）．そのため本書では，惨事ストレスを広く「惨事に直面したり目撃したりしたときやその後になって起こる，外傷性ストレス反応」と定義する[2]．

　惨事ストレスは正式な疾患名ではなく，通称である．疾患や症状名でいうと，惨事ストレスは表1-1のような疾患を含む．

　このうち，惨事ストレスの主要な疾患である②急性ストレス反応・急性ストレス障害と③心的外傷後ストレス反応・心的外傷後ストレス障害は，次節で詳しく説明し，本節では他の疾患について説明する．

a. ストレス性の身体症状

事故や災害などの外傷的な出来事に遭遇すると，身体の不調が生じることが

ある．寝つけない，眠りが浅い，いったん目が覚めると寝直すことができない
などの睡眠障害や，嘔吐や吐き気，胸やけ，食欲不振，胃痛などの消化器系の
症状は，惨事ストレスではよく見られる．ほかにも，頻尿，便秘，下痢などの
泌尿器系の症状もある．子どもには，おねしょやおもらしが生じやすい．気管
にものが詰まった感じがしたり，過呼吸になったりする呼吸器系の症状や，血
圧が上がったり，動悸が激しくなったりする循環器系の症状も生じる．疲労感
が続いたり，感染症にかかりやすくなったりもする．腰痛や筋肉痛が続いたり，
肩こりがひどく片頭痛が生じたりすることもある．

　こうした身体症状が，惨事後に急に現れたり，重症化したりしている場合に
は，ストレス性の身体症状が生じていると考えられる．

b.　惨事後しばらくたってから現れる症状

　表1-1の④〜⑦の障害は，惨事に直面した直後ではなく，しばらく時間が経
過した後に現れることが多い．

　反応性のうつ（表1-1 ④）は，惨事後にうつ症状が生じる障害である．うつ
症状は，うつ気分，諸活動への興味低下，集中困難，自身に対する無価値感，
不適切な自責感，絶望感，自殺念慮などを含む．災害救援者には使命感や責任
感が強い人が多いため，心的外傷後ストレスの症状にうつ症状が伴うことが多
い．

　アルコール依存（同⑤）は，ストレス症状を和らげる目的で摂取したアルコ
ール量が増加して，発症することがある．

表1-1　惨事ストレスにかかわる精神障害や精神症状（松井[2]より引用）

①ストレス性の身体症状
②ASR（Acute Stress Reaction，急性ストレス反応）
　ASD（Acute Stress Disorder，急性ストレス障害）
③PTSR（Post Traumatic Stress Reaction，心的外傷後ストレス反応）
　PTSD（Post Traumatic Stress Disorder，心的外傷後ストレス障害）
④反応性うつ
⑤アルコール依存
⑥バーンアウト
⑦複雑性悲嘆

　バーンアウト（同⑥）は燃え尽き症候群と訳され，熱心な活動をした後に，思うような成果が得られなかった後の激しい疲弊感を意味する．ただし，最近では活動をやり遂げた後の虚脱感も含むことがある．バーンアウトの症状は，情緒の消耗，達成意欲の激しい減退，他者への配慮を欠いた態度などを含む[3]．

　複雑性悲嘆（同⑦）は，本来正常な人が愛情をもった人やペットを亡くしたり，愛情をもった人が去ったりした後に起き，長く続く激しい悲嘆を意味する．「外傷性悲嘆」や「病的悲嘆」と表現されることもある．看護職員であれば，事故や災害による家族や同僚の死別が，複雑性悲嘆を生じさせることがある．なお，国際的な疾患分類であるDSM-5[4]では，複雑性悲嘆は「持続性複雑死別障害」と命名され，正式な疾患名ではなく，「今後の研究のための病態」に位置づけられている．同様の国際的な疾患分類であるICD-11[5]では，「遷延性悲嘆障害」として，疾患と位置づけられている．

1.2　惨事ストレスの基本症状

　惨事ストレスの基本症状は，急性ストレス障害や心的外傷後ストレス障害の症状と理解されている．本節では，DSM-Ⅳ[6]を参考にして急性ストレス障害について説明する．

　急性ストレス障害は，外傷的な出来事に遭った後に生じる精神障害で，解離症状，再体験症状，過覚醒症状，回避症状などを含んでいる．

a.　解離症状

　解離症状はいわば「意識がとんだ」状態をさす．具体的には，一時的に目が見えなくなったり，耳が聞こえなくなったりする「感覚性麻痺」，腰が抜けたり，ものを持っている手の指が開かなくなったりする「運動性麻痺」，感情の起伏が消えたような感情の麻痺や失感情症状を含む．人からきり離された心理状態が極端に強まる「孤立」や，周囲に注意が向かなくなり，ぼうっとした状態になる「注意の減弱」も，解離に含まれる．見ているものや周囲の状況が現実感を失ったりしてしまう「現実性の消失」や，人が人として感じられなくなったり，自分が自分でなくなったように感じたりする「離人症状」も解離症状に

含まれる．救援者に多い解離症状は，ショックな出来事に遭った直後の記憶が一時的に消えてしまう「解離性健忘」で，広域災害後や近親者を亡くした後などによく起こる症状である．被災した看護職員も「自分があの晩，どう活動していたか，覚えていないんです」と話していた．

　一般に急性期に解離症状が現れていると，ストレス障害の予後が悪いことが知られている．

b.　再体験症状

　再体験症状とは，外傷的な出来事の記憶が突然よみがえったり，その出来事で感じた感情がわき上がってきたりする症状である．外傷体験に関する記憶が突然よみがえる「侵入」症状，当時の光景や音がよみがえる「フラッシュバック」，外傷的出来事に関連する「悪夢」を繰り返し見る現象などが，再体験症状に含まれる．こうした症状が現れるときには強い苦痛が伴うことが多い．

　フラッシュバックは，救援者に多く見られるため，フラッシュバックが起きたからストレス障害になるリスクが高いとは限らない．しかし，フラッシュバックが起きたときに，場所や時間の感覚を失い，外傷的な出来事の現場に戻ってしまったような発作（失見当識）が伴う場合はリスクが高いため，専門的な治療機関を受診することを勧めている．

c.　覚醒亢進（過覚醒）症状

　覚醒亢進症状とは，外傷的な出来事を思い出させるようなきっかけによって，強い不安が生じたり，興奮状態になったりする症状である．興奮状態が続き，寝つけなくなる「睡眠障害」や，惨事前は気にならなかったことに急におびえる「過敏反応」などが覚醒亢進症状に含まれる．例えば，平成30年7月豪雨後の被災地では，夜に雨音が聞こえると眠れなくなった児童が多かったという．ほかにも，気がそわそわして，集中して仕事ができなくなる「集中困難」や，警戒心が急に強くなる「過度の警戒心」や，身体接触などに異常な驚き反応を示す「過度の驚愕」なども，覚醒亢進症状である．

　救援者にとくに多い覚醒亢進症状は，「怒り」と「休めなくなる」症状である．惨事後には，救援者に怒りが高まりやすい．怒りの原因が事件の加害者であっ

たり，人為災害のもとになった過失であったりする場合には，加害者や過失を起こした人に怒りが向く．しかし，自然災害では，怒りの矛先が身近な他者に向かいやすい．被災地では職場全体に怒りが蔓延することもある．ふだんおとなしかった部下が上司に公然と反抗したり，穏やかな上司が部下のミスを強く叱責したりする．職場の和やかさが消えてしまうこともある．被災時には，互いの怒りを理解し，怒りによって傷つけあわないようにする配慮が必要になる．

　覚醒亢進症状が高まった救援者には，「休めなくなる」という症状が出やすい．被災地では，非番なのに職場に出てきたり，休憩を一切とらず活動を続けたりする救援者が少なくない．しかし睡眠時間を削って活動を続けたり，1週間以上の連続勤務をしたりすれば，作業効率は下がり，ミスも増える．被災地では人手不足になりやすいため，休まない職員が周囲から高く評価されがちであるが，部下をうまく休ませることが，惨事後には必要であることを，管理者は銘記しておきたい．

d.　回避症状

　再体験症状などが起こることを避けるために，外傷的な出来事に結びつくような刺激やきっかけを意識的・無意識的に避けようとする症状が，回避症状である．出来事に関することを考えないようにしたり（「思考の回避」），出来事に遭遇したときの感情がよみがえることを避けたり（「感情の回避」），出来事の関係者に会わないようにする（「人物の回避」）などの行動が生じやすい．

　救援者に多く見られるのは，出来事のことを話さなくなるという「会話の回避」である．職場内で事件や事故の話が出ると席を立ったり，事件や事故の詳細を尋ねられると，話題を急にそらしたりする．会話の回避は，惨事後の救援者によく見られ，周囲の人が気づきやすい症状である．惨事後の職場であれば，上司が部下に活動報告を求めると，惨事中の活動の一部を話せなくなるという反応から，部下の会話の回避を確認することができる．

　回避が重症化すると，惨事と類似した現場での活動ができなくなるという「活動の回避」が生じることもある．職務遂行が難しくなるため，救援者にとって活動の回避は苦悩の源になりやすい．

e.　極度の苦痛と機能障害

以上の症状を抱えながら，強い苦痛を感じていたり，「機能障害」が生じたり
している場合に，ストレス障害と診断される．機能障害とは，仕事の効率が著
しく下がったり，無断欠勤や遅刻が多くなったり，円満であった家庭で諍いが
絶えなくなったりする症状である．こうした症状が外傷的出来事の4週間以内
に生じ，2～3日以上続いている場合には，急性ストレス障害と診断される．

　ただし，救援者の多くは，上記の症状がいくつか生じていても，機能障害を
起こさない．重い症状をいくつか体験していても，日常生活は何とか過ごして
いる状態である．こうした状態は，適応障害や急性ストレス反応と呼ばれるこ
とがある．

(1.3)　惨事ストレスの時間経過

　急性ストレス障害の症状が惨事後4週間以降も続いていたり（遷延化），4週
間以降に現れたりする（遅発性）場合は，心的外傷後ストレス障害（Post Trau-
matic Stress Disorder：PTSD）と診断される．表1-2には，ICD-11のPTSD
の定義[5]の要約を示した．

　惨事ストレスの症状や反応の時間経過を模式的に表示したのが，図1-1であ
る．図の横軸は，惨事に直面した後の時間経過を示し，縦軸はストレス症状や
ストレス反応の強さを表す．この図はあくまでも理解しやすさを考慮した簡略
化した図であり，実際の症状の経過はもっと複雑である．

　模式的にいえば，惨事ストレスは3つのパターンをとる．第1は，図1-1で
「一般的経過」と示したパターンであり，惨事に直面した直後には強いストレス
症状や反応を示し，しばらく強いままでいるが，徐々に症状や反応は和らいで

表1-2　心的外傷後ストレス障害の診断基準（ICD-11[5]より翻訳抜粋）

①極端に脅威的または恐ろしい出来事や連続する出来事の後に生じる
②再体験症状：鮮明な出来事の侵入的記憶，フラッシュバック，悪夢
③回避症状：思考や出来事の記憶の回避，活動の回避，状況や人物の回避
③現在の高まった脅威の知覚の持続：覚醒亢進，過度の驚愕反応
④数週間以上の持続，機能障害

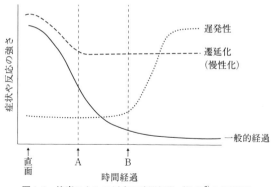

図 1-1 惨事ストレス反応の時間経過（松井[7]より引用）

いき，A 時点では半減し，B 時点では日常生活には支障がない程度に弱まって
いる．この一般的経過は，多くの救援者がたどる経過である．

　一方，「遷延化（慢性化）」のパターンは，惨事に直面した直後から強い症状
や反応を示し，時間が経過しても弱まらない．このパターンは，自責感や無力
感が強い救援者に起こりやすい．

　「遅発性」は惨事に直面した直後には症状や反応が弱めであった救援者が，他
の職員のストレスが癒えてきた B 時点あたりから，急に症状や反応が強くなる
パターンである．遅発性のパターンは，消防職員では事務職や管理職に現れや
すいことが，明らかになっている[8]．看護職員でも管理職は同様のパターンを
示すと考えられる．管理職の惨事ストレスは，本書第 5 章で説明する．

　通常の惨事であれば，A 時点は 1 カ月，B 時点は 3 カ月ぐらいになる．しか
し，東日本大震災のような大災害の場合には，A 時点が 2〜3 カ月，B 時点が 1
年〜1 年半後になっていたと推定されている．

1.4 看護職員の惨事ストレスの原因

　看護職員にとって重大と考えられるストレスの原因（ストレッサー）を，表
1-3 に列挙した．

表1-3　看護職員の主なストレッサー（松井[2]より一部改変）

救援対象の特徴
①家族を想起させる死傷．とくに，子どもの死
②不条理な事由による事故，事件の被害者
③損傷の激しい遺体や重傷者
④患者が知己，コミットしている患者

接触状況
⑤悲惨な現場，混乱し緊張する現場，トリアージ
⑥自身の受傷や死亡の危険性が高い現場
⑦家族との役割葛藤
⑧被暴力
⑨救援中の情報不足，未知の不安や恐怖
⑩看護を断念したか，死亡に至ったケース，医療過誤が潜むケース
⑪関係者の強い情動にさらされた場合
⑫同僚の受傷・死亡（殉職）

活動後の状況
⑬マスメディアが注目する場合
⑭周囲の支援を受けられなかった場合

a.　救援対象の特徴

　家族を想起させる死傷者，とくに子どもの死（表1-3①）は，多くの救援者にとって辛いストレッサーとなる．亡くなった子どもと同年配の子をもつ職員は，故人に我が子を重ねてイメージしやすく，ストレスが高くなりがちである．

　無理心中や通り魔殺人の犠牲者となったケースは，不条理な事由による事故，事件の被害者（同②）となり，受け入れる医療関係者にストレスを与える．損傷の激しい遺体や重傷者（同③）も，ストレスとなる．例えば，死傷者が多かった列車事故の被害者を受け入れた病院で，PTSDに罹患した看護職員が労働災害認定訴訟を起こした事例が報道されている[9]．

　患者が知り合いであったり，長年の看護を通じてかかわりの気持ち（コミット）が強くなっている場合（同④）に，患者の病状悪化や死去も，ストレスになりやすい．とくに，表1-3①にあげた子どもの患者であれば，ストレスはよりいっそう強くなると推定される．

b. 接触状況

惨事にどのように接したかという接触状況も，様々なストレスを生みやすい．

悲惨な現場や混乱し緊張する現場，とくにトリアージ（患者の重症度に応じて治療の優先順位を決定する）を行う現場（同⑤）では，強いストレスが生じやすい．

看護職員自身が受傷や死亡の危険性が高い現場（同⑥）や家族との役割葛藤（同⑦）は，被災地で生じやすい．家族との役割葛藤とは，広域災害などで，看護職員が被災した家族を守るべき役割と，医療従事者として出勤しなければならないという役割との間で，深く悩む現象をさす．これらの状況は，広域災害の被災地に生じやすいため，本書では第4章で詳しく説明される．

一方，被暴力（同⑧）は日常の医療現場の中でも多く起こっている．看護職員に暴力を振るうのは，昏迷中の患者だけではない．同じ病院の医者からも身体的，言語的暴力を受けることがある．医療現場において看護職員が暴力を受けたときのストレスについては，本書第2章で紹介される．

救援中の情報不足や未知の不安や恐怖（同⑨）は，地下鉄サリン事件や福島第一原子力発電所事故による放射性物質飛散で起きている．前者では，撒かれた毒ガスがサリンであることが長くわからず，被害者を受け入れた病院において医療関係者が被曝するという事態が生じていた．

看護を断念したか，死亡に至ったケースや，医療過誤が潜むケース（同⑩）や，関係者とくに患者遺族から強い悲しみや怒りが向けられた場合（同⑪）には，自責感が生じやすい．

同僚の受傷や死亡（同⑫）は，広域災害で起こりやすいが，同僚を失った悲嘆がストレスに重なり，ストレス反応が重くなりがちである．時には，自分だけが生き残ったことによる罪悪感（サバイバーズ・ギルト）も生じる．

c. 活動後の状況

医療活動が終わった後でも，マスメディアが注目する事件や事故や災害では，看護職員のストレスが高まりやすい（同⑬）．メディアが報道を繰り返すことによって，惨事に遭った職員に，再体験症状が出やすくなる．例えば，東日本大震災で被災したある看護職員は，震災から9カ月たったときに，テレビの年末

特集の予告編で放映されたほんの数秒間の津波の映像で，フラッシュバックを起こしたという．

自分の活動に対して，周囲の支援や理解が得られなかった場合（同⑭）には，裏切られた感じや孤立感を感じ，働く意欲を失ってしまう可能性がある．

こうしたストレス反応がどのように生じ，どのように個人として組織として和らげていくべきかについて，次章以降で詳しく説明される．

引用文献

1)　南　裕子（編）：阪神・淡路大震災そのとき看護は，日本看護協会出版社，1995.
2)　松井　豊：惨事ストレスとは何か―救援者の心を守るために，河出書房新社，2019.
3)　久保真人：バーンアウトの心理学，サイエンス社，2004.
4)　American Psychiatric Association（編），高橋三郎・大野　裕（監訳），染矢俊幸ほか（訳）：DSM-5 精神疾患の診断・統計マニュアル，医学書院，2014.（American Psychiatric Association (ed.): *Diagnostic and Statistical Manual of Mental Disorders*, 5th ed. (DSM-5), American Psychiatric Publishing, 2013.）
5)　ICD-11 International Classification of Diseases 11th Revision The global standard for diagnostic health information. https://icd.who.int/en/（2020 年 6 月 8 日閲覧）
6)　American Psychiatric Association（編），高橋三郎ほか（訳）：DSM-IV 精神疾患の分類と診断の手引，医学書院，1995.（American Psychiatric Association (ed.): *Diagnostic and Statistical Manual of Mental Disorders*, 5th ed. (DSM-IV), American Psychiatric Publishing, 1995.）
7)　松井　豊：自分を守り，取材対象者を守る―ジャーナリストの惨事ストレスをどう防ぐか．新聞研究，720: 54-57，2011.
8)　松井　豊ほか：消防職員における遅発性の惨事ストレスの分析．対人社会心理学研究，11: 43-50，2011.
9)　朝日新聞 2008 年 11 月 14 日朝刊．

第2章
日常業務で看護職員が被る惨事ストレス

三木明子

看護職員は，災害や事故現場で悲惨な光景を目撃し，時に自身が攻撃の対象となり被害を受ける場合がある．第2章では，地震，津波，台風，洪水などの自然災害を扱うのではなく，暴力，交通事故などの人為災害を扱う．

看護職員は日常業務の中で，凄惨な事故現場で患者の人命救助にあたり，自殺や他殺の対象者に向きあい，患者・家族・職員から暴力・ハラスメントの攻撃を受けるなどの外傷的出来事に遭遇する．業務中に暴力を受けて被害者になることや，交通外傷や犯罪の被害者のケアを担当することで，二次的外傷性ストレス（Secondary Traumatic Stress）を受けることもある．さらに，医療事故・過誤の第2の被害者（Second Victim）になる可能性もある．そこで第2章では，看護職員の日常的な惨事ストレスについて，具体的な事例と豊富なデータをもとに概説する．

2.1 看護職員の労働災害認定事例ならびに裁判事例

a. 職場における暴力・ハラスメントに関する国内外の動向

2019年6月21日，国際労働機関（ILO）の年次総会で，働く場での「暴力・ハラスメント条約（第190号）及び勧告（第206号）」が採択された[1]．条約化の背景には，世界各地でセクシュアルハラスメントを告発した「#Me Too（私も被害者）」運動があげられる．ILO加盟国である日本が条約を批准すれば，条約に沿った国内法の整備が必要となる．ILOは創設100周年を迎えた第108回総会で，職場の暴力・ハラスメント根絶に向けて大きく舵をきった．従業員だけでなく，インターンやボランティアなども保護の対象とするなど，使用者側

の責任を負う範囲を広く認め，各国で暴力・ハラスメントを法律で禁じ，被害者保護や補償を義務づけることを表明した.

　このILO総会での動向とは別に，日本は2020年6月から，労働施策総合推進法の改正において，パワーハラスメントの定義を示し，企業にパワーハラスメント対策を義務化した[2)].

　このように国際的には条約が採択され，法律で暴力・ハラスメントを禁じる強い姿勢を示した. しかし日本は，セクシュアルハラスメント，マタニティハラスメントは罰則規定を設けるにすぎず，パワーハラスメントは法制度化したが，罰則を伴う禁止規定は見送られている.

　2018年4月23日に日本看護協会より公開された「看護職の健康と安全に配慮した労働安全衛生ガイドライン ―ヘルシーワークプレイス（健康で安全な職場）を目指して」[3)]では，7つの業務上の危険（ハザード）要因のうち，心理・社会的要因に患者（利用者）・同僚および第三者による暴力（身体的暴力，精神的暴力，性的暴力），ハラスメント（いじめ，パワーハラスメント，セクシュアルハラスメント，マタニティハラスメント，パタニティハラスメント）が明記されている. この労働安全衛生ガイドラインが作成された背景には，世界保健機関（WHO）がヘルシーワークプレイスを定義し，アクションモデルを公表したことがある.

　以上のように，看護界においても，職場における暴力・ハラスメントをなくしていこう，暴力・ハラスメントを発生させない職場環境づくりを目指そうという動きがある.

b.　精神障害に関する事案の労災補償状況

　2009年4月，「心理的負荷による精神障害等に係る業務上外の判断指針」が一部改正され，職場における心理的負荷評価表に「（ひどい）嫌がらせ，いじめ，又は暴行を受けた」が強度IIIの項目として追加された. これは91項目あるストレッサーの中で，最も強いストレッサーである研究結果が示されたことによる.

　2019年6月28日，労働基準局より平成30年度「過労死等の労災補償状況」が公表された[4)]. 精神障害に関する事案の労災補償状況を見ると，請求件数は

表 2-1 精神障害などの業種別請求および支給決定件数（厚生労働省[4] より作成）

業種	平成 29 年度		平成 30 年度	
	請求件数	支給決定件数	請求件数	支給決定件数
農業・林業・漁業・鉱業など	10	3	9	2
製造業	308	87（第 1 位）	302	82（第 1 位）
建設業	114	51	129	45
運輸業，郵便業	161	62	181	51
卸売業，小売業	232	65（第 3 位）	256	68（第 3 位）
金融業，保険業	63	10	59	8
教育，学習支援業	51	8	59	13
医療，福祉	313	82（第 2 位）	320	70（第 2 位）
情報通信業	111	34	93	23
宿泊業，飲食サービス業	74	33	91	27
その他の事業	295	71	321	76
合計	1,732	506	1,820	465

1,820 件で前年度比 88 件の増加，支給決定件数は 465 件で前年度比 41 件の減少となっている．業種別の大分類では，請求件数は「医療，福祉」が 320 件と第 1 位であるが，支給決定件数は第 2 位となっている（表 2-1）．看護職員は業種別ではこの「医療，福祉」に含まれる．

　出来事別の支給決定件数は「（ひどい）嫌がらせ，いじめ，又は暴行を受けた」と「仕事内容・仕事量の（大きな）変化を生じさせる出来事があった」がともに 69 件で最も多く，次いで「悲惨な事故や災害の体験，目撃をした」が 56 件と続く．この「（ひどい）嫌がらせ，いじめ，又は暴行を受けた」と「悲惨な事故や災害の体験，目撃をした」は，外傷的出来事でもある．

c.　看護職員の労働災害認定事例

　過労死等防止対策推進法（平成 26 年法律第 100 号）第 6 条に基づき，毎年，過労死等防止対策白書（白書，年次報告書）が公表される．その過労死等の防止のための対策に関する大綱において，7 つの重点業種・職種（自動車運転従事者，教職員，IT 産業，外食産業，医療，建設業，メディア業界）が定められ

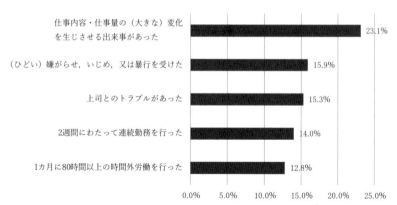

図 2-1　精神障害労災認定事案の具体的出来事上位 5 つ（厚生労働省[5]より作成）
男性（n＝1,634）．

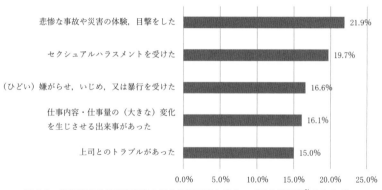

図 2-2　精神障害労災認定事案の具体的出来事上位 5 つ（厚生労働省[5]より作成）
女性（n＝740）．

ている[5]．つまり，医師や看護師が対象となる「医療」が 7 つの重点業種・職
種として明示されている．令和元年の過労死等防止対策白書[5]によると，精神
障害の 2,374 事案を分析し，精神障害労災認定事案の具体的出来事は男女で異
なることが示された．男性では上位 5 つのうち，「（ひどい）嫌がらせ，いじめ，
又は暴行を受けた」が第 2 位で 15.9％に対し（図 2-1），女性は「悲惨な事故や
災害の体験，目撃をした」が 21.9％と最も多く，次いで「セクシュアルハラス
メントを受けた」が 19.7％，「（ひどい）嫌がらせ，いじめ，又は暴行を受けた」
が 16.6％の順となっている（図 2-2）．

表 2-2 看護職員*の精神障害の労災支給決定（認定）された要因（厚生労働省[6]より作成）

		件数	%
1	悲惨な事故や災害の体験・目撃をした	40	76.9
	1）暴言・暴力を経験	(23)	(44.2)
	2）事件・事故・災害に遭遇	(17)	(32.7)
2	医療事故・訴訟	2	3.8
3	長時間労働	4	7.7
4	上司・部下トラブル	4	7.7
5	セクシュアルハラスメント	2	3.8
	合計	52	100.0

*看護師，准看護師，看護助手．

重点業種・職種の1つである「医療」についての調査・分析結果は，平成30年版白書（平成29年度年次報告）[6]で報告されている．労災支給決定（認定）事案を見ると，医師は脳・心臓疾患の事案の割合が多く（脳・心臓疾患17件，精神障害8件），長時間労働が発症にかかわる要因となっている．それに対し，看護職員（看護師，准看護師，看護助手）は，精神障害の事案の割合が多く（脳・心臓疾患1件，精神障害52件），そのほとんどが女性（52件のうち51件が女性）であり，約半数が30代以下（20代以下12件，30代15件）であった．その発病に関与したと考えられる業務によるストレス要因は，患者からの暴力や入院患者の自殺の目撃などの「悲惨な事故や災害の体験・目撃をした」が約8割と多く（52件のうち，「悲惨な事故や災害の体験・目撃をした」は40件で76.9％），その発生時刻は人手が手薄である深夜帯（40件のうち，19件が深夜24時から8時に発生）に多かった．看護職員の精神障害の労災支給決定（認定）の要因の内訳については，表2-2を参照いただきたい．

この結果を受けて，2019年2月28日付けで，厚生労働省医政局，労働基準局，雇用環境・均等局が，各都道府県，保健所，特別区の衛生主管部（局）長あてに，「医療現場における暴言・暴力等のハラスメント対策について（情報提供）」[7]を行い，対策の推進の参考にするよう周知依頼を出すに至っている．その厚生労働省の情報提供に，筆者が作成したポスターや暴力のKYT場面集がダウンロード可能なウェブサイト（関西医科大学[8]ならびに医療安全推進者ネットワーク[9]）として，紹介されているので，そちらもあわせて参照いただきたい．

d.　看護職員が被った患者からの暴力事案に関する裁判事例

　最後に，看護職員が患者から暴力を受けて裁判に発展した2事例について紹介する．1例目は，看護助手C型肝炎罹患事件（大阪地裁　平成11年（ワ）第6678号）である[10]．看護専門学校准看護科に通学していた看護助手のA氏は，B病院に雇用されていた．脳内出血で救急搬送されてきた患者がせん妄状態となり，ベッド上で激しく暴れたため，主任看護師の指示により，患者の体を数人の看護師とともに押さえつける作業中に左前腕部を噛まれた．その後，A氏は劇症肝炎，C型肝炎を発症し，労災認定が認められた．また，損害賠償請求においては，病院の安全配慮義務違反が一部認容・一部棄却となった．

　2例目は，看護師が患者から暴力を受けたC病院事件（東京地裁　平成23年（ワ）第2535号）である[11]．看護師が認知症の入院患者から暴力を受け，頸椎捻挫などの傷害を受け，病院の安全配慮義務違反が認められた事例である．

　2例とも患者からの暴力を受けて労働災害として認定されたが，それだけでは不服とし，病院に損害賠償請求を行い，いずれも病院側に安全配慮に関する義務違反があったという判決になった．労働災害が認定され，民事上の裁判で勝ったとしても，長い闘病生活を余儀なくされ，後遺症を残している看護職員らのことを考えるとやりきれない思いになる．誰が悪いのかという犯人さがしをするのではなく，惨事を発生させない職場環境づくりと，外傷的出来事を経験しても惨事ストレスケアができる組織が何より必要とあらためて考えた．

引用文献

1)　第108回ILO総会　第108回ILO総会閉幕―画期的な条約，宣言などを採択（2019年6月22日記者発表）. https://www.ilo.org/tokyo/information/pr/WCMS_711458/lang--ja/index.htm（2020年6月5日閲覧）

2)　厚生労働省：職場におけるパワーハラスメント対策が事業主の義務になりました！―セクシュアルハラスメント対策や妊娠・出産・育児休業等に関するハラスメント対策とともに対応をお願いします. https://www.no-harassment.mhlw.go.jp/pdf/pawahara_gimu.pdf（2020年6月5日閲覧）

3)　日本看護協会：看護職の働き方改革の推進―看護職の労働安全ガイドライン. https://www.nurse.or.jp/nursing/shuroanzen/safety/hwp_guideline/index.html（2020年6月5日閲覧）

4)　厚生労働省：平成30年度「過労死等の労災補償状況」. https://www.mhlw.go.jp/stf/newpage_05400.html（2020年6月5日閲覧）

5)　厚生労働省：令和元年版 過労死等防止対策白書（平成 30 年度年次報告）概要. https://www.mhlw.go.jp/content/000553599.pdf（2020 年 6 月 5 日閲覧）

6)　厚生労働省：平成 30 年版 過労死等防止対策白書（平成 29 年度年次報告）概要. https://www.mhlw.go.jp/content/000553599.pdf（2020 年 6 月 5 日閲覧）

7)　厚生労働省：平成 30 年度 我が国における過労死等の概要及び政府が過労死等の防止のために講じた施策の状況 資料編, pp.338-340. https://www.mhlw.go.jp/wp/hakusyo/karoushi/19/dl/19-1.pdf（2020 年 6 月 5 日閲覧）

8)　関西大学：患者さん・家族からの暴力に対する医療安全力向上体制【精神看護学領域】. http://www.kmu.ac.jp/faculty/fon/field/topics/seishinkango/index.html（2020 年 6 月 5 日閲覧）

9)　医療安全推進者ネットワーク：院内暴力防止に向けた啓発ポスターの活用. http://www.medsafe.net/recent/172poster.html（2020 年 6 月 5 日閲覧）

10)　女性就業支援全国展開事業 女性就業支援バックアップナビ 判例データベース 看護助手 C 型肝炎罹患事件. https://joseishugyo.mhlw.go.jp/joho/data/20101002111334.html（2020 年 6 月 5 日閲覧）

11)　労働基準判例検索 全情報 損害賠償請求事件. https://www.zenkiren.com/Portals/0/html/jinji/hannrei/shoshi/08935.html（2020 年 6 月 5 日閲覧）

2.2 看護職員が被る惨事ストレスの実態

矢山　壮・三木明子

2.2.1　国内外における看護職員の惨事ストレス研究のレビュー
a.　文献レビューから見る看護職員の惨事ストレスの内容

　ここでは国内外の 25 の文献から看護職員の惨事ストレスの内容について紹介する.

　O'Connor ら[1] は，オーストラリアの看護師を対象に，CEQ（the Clinical Events Questionnaire）尺度を用いて, 惨事ストレスを調査した. この CEQ 尺度は 29 項目，5 件法（0〜4 点）で，点数が高いほど，ストレスが高いことを示す. 看護師にとって最もストレスの高いストレッサーは，「子どもの性的虐待（第 1 位，3.5 点）」「子どもの死（第 1 位，3.5 点)」で，次に「虐待やネグレクトによる子どもの怪我（第 3 位，3.4 点)」であった（表 2-3). 子どもが対象となった惨事がストレスの高いストレッサーの上位を占めた. そして，過去 1 年

表 2-3　オーストラリアの看護師の惨事ストレスの内容（O'Connor
ら[1]より一部抜粋）

	項目	平均点数
1	子どもの性的虐待	3.5
1	子どもの死	3.5
3	虐待やネグレクトによる子どもの怪我	3.4
4	担当患者の死	3.3
4	SIDS（乳幼児突然死症候群）による死	3.3
6	危篤状態の親戚や友人のケア	3.2
6	同僚からの暴力	3.2
8	患者・家族からの暴力	3.0
9	予期せぬ患者の死	2.9
10	呼吸停止や心停止などの緊急事態	2.8
10	重度の火傷患者のケア	2.8
12	蘇生後の患者の死	2.7

間で，何らかの惨事ストレスを約 58％の看護師が経験していた．惨事ストレス
の経験頻度が最も多かったストレッサーは，「呼吸停止や心停止などの緊急事
態（17％）」であり，平均得点では第 10 位であった（表 2-3）．つまり，経験頻
度は高かったが，ストレスの高いストレッサーとして上位にあがっていなかっ
た．次に経験頻度が多かったストレッサーは，「患者・家族からの暴力（12％）」
「同僚からの暴力（7％）」であった．暴力はそれぞれストレスの高いストレッサ
ー（第 8 位，3.0 点／第 6 位，3.2 点）であり，頻度も高い状況が明らかになっ
ている．最もストレスの高いストレッサーであった「子どもの性的虐待」なら
びに「子どもの死」は，過去 1 年間で 2％の看護師が「子どもの性的虐待」を
経験し，過去 1 年間で看護師は「子どもの死」は経験していなかった．
　惨事ストレスの研究では，精神科，救急，小児科などあらゆる部署の看護師
を対象にしていた．以下では部署別の惨事ストレスの内容について，先行研究
を紹介する．

● 救急看護師
　Healy ら[2]で，救急看護師のストレッサーとしてあげられていたのは，「暴力

（35.9％）」「小児の心肺蘇生や死（33.0％）」「重病（29.1％）」「突然もしくは外傷性の死（25.2％）」などであった．三木ら[3]で，惨事ストレスの内容で最も経験率が多かったストレッサーは，「交通事故の外傷（57.6％）」であった．次に「小児の心肺停止（48.0％）」「縊死による自殺（36.8％）」「水死・転落死等の外傷（36.2％）」「火災による火傷（33.4％）」と続いた．

●フライトナース（ドクターヘリに搭乗する看護師）

救急看護師のみならず，フライトナースが職務中に体験するストレスについての研究も報告されている．武用ら[4]では，フライトナース8名にインタビューをした結果，ストレスと感じる内容として，「予測がつかない現場での活動」「対象が子どもであること」「フライトの準備に伴う負担」「フライトによる体調の変化」「フライトナースとして不十分な経験」「自分の思考・判断力を支持するサポートが少ないこと」の6つのカテゴリーが抽出されていた．これらの中で「予測がつかない現場での活動」は，滑落や爆発などの救出現場に行くことや初めて体験する事故の現場に行くことなどがあげられていた．フライトナースの惨事ストレスについては2.3.1，2.3.2項も参照されたい．

●集中治療室の看護師

Mealerら[5]で，集中治療室の看護師のストレッサーとしてあげられていたのは「死後のケア」「患者の死」「攻撃的な患者」「終末期ケアの関与」「家族からの言葉の暴力」「医師からの言葉の暴力」「看護師からの言葉の暴力」「切開創」「大量出血」「外傷」「無駄なケア」「心肺蘇生の実施」「看護師対患者の比率が不十分」「特定の患者を救えないこと」であった．つまり，暴力を受けるなどの惨事ストレスも含まれているが，「看護師対患者の比率が不十分」といった一般的なストレッサーや，集中治療室特有の業務である「切開創」「大量出血」「外傷」の処置やケア，「心肺蘇生の実施」も含まれていた．

●精神科看護師

山口[6]では，精神科看護師が受ける惨事ストレスの内容で最も多かったのは，「受け持ち以外の患者からの暴力・暴言（22.0％）」であった．次に「受け持ち

以外の患者の自殺（14.9％）」「受け持ち以外の患者の急死（10.0％）」「受け持ち患者からの暴力・暴言（9.5％）」と続いた.

b. 文献レビューから見る看護職員の惨事ストレス反応

次に看護職員の惨事ストレス反応に関する研究を紹介する.

Caine ら[7] によると，惨事のストレッサーを経験すると，惨事ストレス反応として大きく4タイプの症状が出現する．①認知的症状，②身体的症状，③感情的・情緒的症状，④行動的症状である（表2-4）．とくに，不安，抑うつ，罪悪感，怒りなどの感情的・情緒的症状は出現しやすい．これらの症状が出現し，悪化すると急性ストレス障害（Acute Stress Disorder），心的外傷後ストレス障害（Post Traumatic Stress Disorder，以下 PTSD），全般性不安障害，パニック障害，うつ病などの発症につながると報告されている.

三木ら[8] によると，①集中治療室，②手術室，③精神科病棟・外来，④一般病棟，⑤一般外来のそれぞれにおいて，惨事ストレスの経験率が異なり，惨事ストレス反応である PTSD ハイリスク者（改訂出来事インパクト尺度日本語版（Impact of Event Scale-Revised Japanese version，以下本書では IES-R-J と表記する．詳細は p.98 参照）が25点以上）の割合も部署により異なる（表2-5，2-6）.

看護師の惨事ストレス内容に関しては，看護師の二次的外傷性ストレス（Secondary Traumatic Stress）[5, 9〜13] も報告されていたため，これらも含めて以下に紹介する．看護師の二次的外傷とは，交通外傷や犯罪の被害者などの PTSD 発症の可能性のある患者やがん患者などへのケアをすることで，看護師が体験していなくても患者と同様に PTSD 症状を示すことである．看護師が患者から

表2-4　4タイプの惨事ストレス反応（Caine ら[7] より作成）

タイプ	具体的な症状
認知的症状	混乱，集中力の低下，記憶力の低下など
身体的症状	疲労，不眠症，胃腸障害，筋肉の緊張など
感情的・情緒的症状	不安，抑うつ，罪悪感，怒り，否定など
行動的症状	社会的引きこもり，無気力，薬物乱用，攻撃的な行動など

表 2-5 部署別の惨事ストレス経験率（三木ら[8]より一部改変）

部署	強いストレスを伴う出来事	惨事ストレス経験率
集中治療室 n＝281	成人の死亡（自殺以外）	82.2％
	成人の急変（心肺停止など）	81.5％
	患者からの身体的暴力	62.3％
	患者からの暴言・脅し	61.2％
	小児の急変（心肺停止など）	50.2％
手術室 n＝119	成人の急変（心肺停止など）	73.1％
	成人の死亡（自殺以外）	55.5％
	損傷の激しい外傷，火傷	52.9％
	職員からの暴言・脅し	35.3％
	患者からの身体的暴力	32.8％
精神科病棟・外来 n＝217	患者からの暴言・脅し	94.5％
	患者からの身体的暴力	91.7％
	成人の急変（心肺停止など）	82.0％
	成人の死亡（自殺以外）	76.5％
	患者の自殺	57.6％
一般病棟 n＝1,313	成人の死亡（自殺以外）	86.7％
	成人の急変（心肺停止など）	79.5％
	患者からの暴言・脅し	70.3％
	患者からの身体的暴力	58.6％
	患者からのセクハラ	51.7％
一般外来 n＝224	成人の死亡（自殺以外）	91.1％
	成人の急変（心肺停止など）	86.6％
	患者からの暴言・脅し	68.8％
	患者からの身体的暴力	54.0％
	損傷の激しい外傷，火傷	48.7％

暴力を受けた出来事や患者の自殺を目撃した出来事などは惨事ストレスであるが，被害者の相談やケアを通じて看護師に生じる共感疲労や PTSD 症状などは二次的外傷性ストレスと分けて捉えることができる．しかし，様々な出来事を扱う場合には，惨事ストレスと二次的外傷性ストレスが混在している研究がある．

表2-6　部署別の PTSD ハイリスク者割合（三木ら[8]）より作成）

部署	PTSD ハイリスク者の割合 （IES-R-J が 25 点以上）
集中治療室	27.4%
手術室	26.9%
精神科病棟・外来	26.7%
一般病棟	26.0%
一般外来	23.2%

　日本においても，二次的外傷性ストレスの調査が行われている．Komachi ら[9]によると，研究対象者 176 名の約 90% が看護ケアを提供している間に外傷性出来事に遭遇していた．最も頻繁な二次的外傷の出来事は「重篤な状態の患者のケア（84.3%）」であった．次に「自殺未遂者へのケア（69.2%）」「非常に動揺している家族との関わり（59.1%）」と続いた．平均外傷重症度スコアが高い事案は，「妊娠 6 か月後に流産または中絶した妊婦のケア」「深刻な状態の新生児または乳児のケア」「事故や災害，殺人未遂の患者のケア」であった．

　国内外の看護職員を対象にした惨事ストレス・二次的外傷性ストレスの研究について，救急看護師，フライトナース，集中治療室の看護師，がん患者をケアする看護師，性暴力被害者支援看護師，小児科看護師，緩和ケア看護師，精神科看護師ごとに，表2-7 にまとめた．

●救急看護師

　Dominquez-Gomez ら[11] は，救急看護師のストレス反応を STSS（Secondary Traumatic Stress Scale）を用いて評価していた．STSS は 17 項目の二次的外傷性ストレス症状を過去 7 日間に経験した頻度を，「まったくない」から「非常に多い」までの 5 件法で評価する尺度である．STSS は，患者についての侵入症状，回避症状，睡眠覚醒症状の 3 つのサブスケールで構成されている．例えば「睡眠に問題があった」「患者を避けたかった」「患者が経験した外傷を追体験しているように思えた」などの項目である．調査の結果，救急看護師の 54% が睡眠困難やイライラしやすい症状があり，52% が患者を避けるようになり，

表 2-7 国内外の看護職員を対象にした惨事ストレス・二次的外傷性ストレスの研究

対象	ストレッサー	ストレス反応
救急看護師[2,3,11,14]	暴力，小児の心肺蘇生や死，重病，突然もしくは外傷性の死，交通事故の外傷[2] 縊死による自殺，水死・転落死などの外傷，火災による火傷[3]	・睡眠困難，イライラ，患者を避ける，患者についての侵入症状（脳裏に焼きつく）[11] ・PTSD ハイリスク者（IES-R-J 25 点以上）の者が有意に高かった[3] ・救急看護師の 3 分の 1 が高い心身疲労感があり，その多くが PTSD の症状を経験していた[14]
フライトナース[4]	予測がつかない現場での活動	現場の状況の予測がつかないことによる不安，助けられなかったことによる無力感・罪悪感
集中治療室の看護師[5]	死後のケア，患者の死，攻撃的な患者，終末期ケアの関与，家族からの言葉の暴力，医師からの言葉の暴力，看護師からの言葉の暴力，切開創，大量出血，外傷，心肺蘇生の実施，特定の患者を救えないこと	・睡眠障害，イライラ ・集中治療室の看護師の約 24％が PTSD 症状陽性
がん患者をケアする看護師[12]		・睡眠困難，患者への押し付けがましい考え，イライラ，活動レベルの低下 ・がん患者をケアする看護師の 38％が二次的外傷性ストレス症状を経験
性暴力被害者支援看護師[13]		性暴力被害者支援看護師の 25％が共感疲労などの二次的外傷性ストレス症状を経験
小児科看護師[17]	慢性疾患に苦しむ子どもの死や子どもへの痛みを伴う処置	共感疲労
緩和ケア／ホスピス看護師[18〜20]	患者の死[18,19]	ホスピスに勤務する看護師の 26.4％が共感疲労の高リスク状態にあり，52.3％が中リスク状態[20]
精神科看護師[6,24]		・職員からの暴言 IES-R-J 17.8 点，受け持ち患者の急死 IES-R-J 15.0 点[6] ・共感疲労の高リスクと評価されたものは 44.8％，中リスクが 43.7％[24]

46％が患者についての侵入症状（脳裏に焼きつく）があった．

　三木ら[3] は「交通事故の外傷」「心肺停止」「家族の暴力」の惨事ストレスを経験した看護職員に IES-R-J が 25 点以上（PTSD ハイリスク者）の者が有意に高かったと報告している．Helps[14] は，救急看護師の 3 分の 1 が高い心身疲

労感があり，その多くがPTSDの症状を経験していると報告しており，救急の看護師は惨事ストレスによる影響が高い状態にあると考えられる．前述したO'Connorら[1]でも，ストレスの高いストレッサーとしてあげられていた内容は，救急病棟で経験することが多かった．Healyら[2]でも研究対象者の76%は，惨事ストレスに対する管理者からの支援を受けていなかったと報告しており，救急看護師への惨事ストレへのケアが必要であると考えられる．

　さらに武用ら[4]のフライトナースの研究でもストレス反応として「現場の状況の予測がつかないことによる不安」「助けられなかったことによる無力感・罪悪感」が報告されている．フライトナースの現場では救急病棟とは異なり，対応するスタッフが限られていることから，救急看護師よりもストレスが高いことが想像できるが，実際には救急看護師のほうが，ストレスが高かったことが示されている研究もあり，次節で詳細を説明する．

●集中治療室の看護師

　救急看護師と同様に，急性期の部署である集中治療室の看護師はどうであろうか．Mealerら[5]では，集中治療室の看護師を対象にPTSS-10（the Post Traumatic Stress Syndrome 10 Questions Inventory）を用いて二次的外傷性ストレスの調査をした．集中治療室の看護師の約24%がPTSD症状の陽性であった．具体的な症状として，睡眠障害，イライラなどの症状があった．しかし，一般病棟の看護師と比較すると，うつ症状や不安症状には差がなかった．

●がん患者をケアする看護師

　がん患者をケアする看護師は，患者の終末期，死，苦痛などに関与していることから，二次的外傷性ストレスの発生が高いと考えられる．Quinalら[12]では看護師の38%が二次的外傷性ストレス症状を経験していた．二次的外傷性ストレス症状の評価についてはSTSSを用いて評価しており，最も多かった症状は「睡眠困難」「患者への押し付けがましい考え」「イライラ」「活動レベルの低下」であった．

●性暴力被害者支援看護師

性暴力被害者支援看護師（Sexual Assault Nurse Examiners：SANE）は，性暴力被害の証拠採取，検査，危機介入，フォローアップなどを行う登録看護師であり，詳細は国際法看護協会（International Association of Forensic Nurses：IAFN）のウェブサイト[15]を参照いただきたい．日本では性暴力被害者支援看護職と呼ばれ，特定非営利活動法人女性の安全と健康のための支援教育センターで養成講座がある[16]．筆者（三木）は，40時間のカリキュラムを修了した修了生である．2020年春現在，日本で437名の修了生がいる．

Townsendら[13]は，性暴力被害者へのケアを行う看護師への二次的外傷性ストレス症状を調査していた．対象者は110名で，女性が99%であった．性暴力被害者支援看護師の平均勤務年数は5.2年であった．CFST（Compassion Fatigue Self Test）を使用して評価しており，性暴力被害者支援看護師の25%が共感疲労などの二次的外傷性ストレス症状を経験していた．

●小児科看護師

O'Connorら[1]では，子どもが対象となった惨事がストレスの高いストレッサーとしてあげられていたが，小児科看護師はどうであろうか．慢性疾患を抱える子どもをケアする看護師の共感疲労について調査した．Maytumら[17]では，慢性疾患に苦しむ子どもの死や子どもへの痛みを伴う処置などが共感疲労の引き金となっていた．これらの結果からも，小児科看護師は子どもへのケアをする中で何らかの惨事ストレスを抱えながら業務を行っていると考えられる．

●緩和ケア／ホスピス看護師

Petersら[18]は，緩和ケアに従事する看護師のストレスについて文献レビューを行っている．16論文がレビュー対象論文であった．惨事ストレス反応のみをピックアップすると，Petersら[18]とPayne[19]は，いずれもNSS（Nursing Stress Scale）尺度で評価しており，ストレッサーとして「患者の死」などがあげられており，ストレス反応として「感情疲労」などがあげられていた．死に直面する機会の多い，緩和ケア看護師は患者の死への不安やもっと生きたいという気持ちに共感することで共感疲労の状態となり，患者の死という惨事に対

して，ストレスを感じていると考えられる．

　Abendroth ら[20] は，ホスピスに勤務する看護師 216 名を対象に調査した．ホスピスの平均経験年数は 5.7 年であった．ホスピスに勤務する看護師の 26.4％が共感疲労の高リスク状態にあり，52.3％が中リスク状態であった．McNamara ら[21] では，ホスピスに勤務する看護師は患者との密接な相互作用と頻繁な喪失のために「悲しみとともに生きる」ことから生じるストレスを報告していた．これらの結果からも，看護師の共感疲労へのスタッフ教育などの介入が必要であると考えられる．

●精神科看護師

　精神科では呼吸停止や心停止などの緊急事態は少ないと考えられるが，暴力やハラスメントが惨事ストレスの原因として報告されていた．山口[6]では，IES-R-J の平均得点が高かった惨事ストレスの内容は「職員からの暴言」で 17.8 点，「受け持ち患者の急死」で 15.0 点であった．「職員からの暴言」については経験率が 5.4％と低かったが，被害者の IES-R-J の得点は高かった．

　あまり多く語られていないが，男性看護師である筆者（矢山）も精神科での経験の中で，受け持ち以外の患者からの暴力や暴言を頻回に受けてきた経験がある．とくに保護室などで興奮状態にある患者への対応については，複数人で対応した場合でも，男性であるということから一番患者に近い位置で対応したことで，暴力を受けたことが何度もある．これは大きなストレスとなり，暴力後にその患者とのかかわりを避けたくなった．草野ら[22] によると，精神科入院患者から暴力行為を受けた看護師の感情として，「患者と関わることへの戸惑い」があげられており，サブカテゴリーとして「患者と関わることへの不安と困惑」や「患者により想起される暴力体験」などがあがっていた．筆者（矢山）もこれらの暴力によるストレス反応を体験した．ただ，幸いにもこのときに患者の担当から外してもらい，先輩看護師から「痛かっただろう」「辛かったな」などのあたたかい言葉をかけてもらえた．こうした支援がなければ，リカバリーできなかったかもしれない．

　精神科での惨事ストレスは暴力による影響だけではない．精神科看護師のストレス反応として，先行研究では共感疲労が報告されている．柴田[23] では，患

者の傷つき体験に耳を傾けようとする看護師は，罪悪感，不安，恐怖，怒り，疲労感などの苦痛な感情を体験し，共感疲労が生じていたと報告されている．Mangoulia ら[24] では，ProQOL（Professional Quality of Life Scale）を用いて精神科看護師の共感疲労について調査した．ProQOL はストレスフルな出来事を経験する人々を援助することで生じるポジティブ・ネガティブ双方の影響について測定する尺度である．共感疲労，共感満足，バーンアウトの3つで構成されており，30項目5件法（「1：まったくない」〜「5：とてもよくある」）で評価される[25]．共感疲労の高リスクと評価されたものは 44.8％で，中リスクが 43.7％で，多くの精神科看護師が共感疲労の状態にあった．精神科看護師の惨事ストレスについては，コラム1も参照されたい．

c. 惨事ストレスを予防・改善するために

看護師は自分自身もケアする必要がある．自分自身のケアを怠ると，患者に質の高いケアを提供する能力を損なう可能性もある．Baum[26] は，個人の生活と職業上の生活のバランスをとることが重要であると報告している．Rourke[27] は，二次的な外傷性ストレスや共感疲労を予防または改善するために3つの方法を提案している．第1の個人でできる方法は，十分な睡眠，定期的な運動，リラクセーション，栄養摂取であった．仕事以外の活動を楽しみ，良好な仕事と生活のバランスをとることである．第2の専門的方法は，ピアコンサルテーションを活用すること，専門家グループと話しあうことがあげられていた．第3の組織的な方法は，サポートチームを結成することである．惨事ストレスは避けることができない内容もあるため，惨事ストレスにより心身ともに疲れを感じたら，自分自身をケアすることも忘れないようにしてほしい．

引用文献

1) O'Connor, J. and Jeavons, S.：Nurses' perceptions of critical incidents. *Journal of Advanced Nursing*, 41（1）: 53-62, 2003.
2) Healy, S. and Tyrrell, M.：Stress in emergency departments: experiences of nurses and doctors. *Emergency Nurse*, 19（4）: 31-37, 2011.
3) 三木明子・黒田梨絵：救急領域の現場で看護師が被る惨事ストレスの実態と影響．日本看護学会論文集 看護総合，42: 108-111，2012.
4) 武用百子ほか：フライトナースが体験するストレスの内容．日本医学看護学教育学会誌，

20: 8-13, 2011.

5) Mealer, M. L., et al.：Increased prevalence of post-traumatic stress disorder symptoms in critical care nurses. *American Journal of Respiratory and Critical Care Medicine*, 175 (7): 693-697, 2007.

6) 山口真平：精神科看護師が受ける惨事ストレスの実態. 日本精神科看護学術集会誌, 57 (2): 176-180, 2014.

7) Caine, R. M. and Ter-Bagdasarian, L.：Early identification and management of critical incident stress. *Critical Care Nurse*, 23 (1): 59-65, 2003.

8) 三木明子ほか：病院勤務看護師が被る部署別の惨事ストレスと IES-R との関連. 日本看護学会論文集 看護管理, 43: 383-386, 2013.

9) Komachi, M. H., et al.：Secondary traumatic stress and associated factors among Japanese nurses working in hospitals. *International Journal of Nursing Practice*, 18: 155-163, 2012.

10) Beck, C. T.：Secondary traumatic stress in nurses: a systematic review. *Archives of Psychiatric Nursing*, 25 (1): 1-10, 2011.

11) Dominquez-Gomez, E. and Rutledge, D. N.：Prevalence of secondary traumatic stress among emergency nurses. *Journal of Emergency Nursing*, 35 (3): 199-204, 2009.

12) Quinal, L., et al.：Secondary traumatic stress in oncology staff. *Cancer Nursing*, 32 (4): E1-E7, 2009.

13) Townsend, S. M. and Campbell, R.：Organizational correlates of secondary traumatic stress and burnout among sexual assault nurse examiners. *Journal of Forensic Nursing*, 5 (2): 97-106, 2009.

14) Helps, S.：Experiences of stress in accident and emergency nurses. *Accident and Emergency Nursing*, 5 (1): 48-53, 1997.

15) 国際法看護協会（IAFN：International Association of Forensic Nurses）. https://www.forensicnurses.org/（2020 年 5 月 18 日閲覧）

16) 特定非営利活動法人女性の安全と健康のための支援教育センター：性暴力被害者支援看護職（SANE）養成講座. https://shienkyo.com/sane/（2020 年 7 月 24 日閲覧）

17) Maytum, J. C., et al.：Compassion fatigue and burnout in nurses who work with children with chronic conditions and their families. *Journal of Pediatric Health Care*, 18 (4): 171-179, 2004.

18) Peters, L., et al.：Is work stress in palliative care nurses a cause for concern? A literature review. *International Journal of Palliative Nursing*, 18 (11): 561-567, 2012.

19) Payne, N.：Occupational stressors and coping as determinants of burnout in female hospice nurses. *Journal of Advanced Nursing*, 33 (3): 396-405, 2001.

20) Abendroth, M. and Flannery, J.：Predicting the risk of compassion fatigue. A study of hospice nurses. *Journal of Hospice Palliative Nursing*, 8 (6): 346-356, 2006.

21) McNamara, B., et al.：Threats to the good death: the cultural context of stress and coping in hospice nurses. *Sociology of Health & Illness*, 17 (2): 222-244, 1995.

22) 草野智美ほか：精神科入院患者から暴力行為を受けた看護師の体験―感情と感情に影響

を与える要因．日本看護科学会誌，27(3): 12-20，2007．

23）柴田真紀：精神科病棟における患者の語りを聴く看護師の感情体験―共感疲労の視点から．日本看護研究学会雑誌，39(5): 29-41，2016．

24）Mangoulia, P., et al.：Prevalence of secondary traumatic stress among psychiatric nurses in Greece. *Archives of Psychiatric Nursing*, 29(5): 333-338, 2015．

25）福森崇貴ほか：看護師を対象とした ProQOL 日本語版（ProQOL-JN）の作成．心理学研究，89(2): 150-159，2018．

26）Baum, N.：Social work student's treatment termination as a temporary role exit. *The Clinical Supervisory*, 23(1): 165-177, 2004．

27）Rourke, M. T.：Compassion fatigue in pediatric palliative care providers. *Pediatric Clinics of North America*, 54: 631-644, 2007．

2.2.2　惨事ストレスを受けた看護職員の事例

三木明子

　三木ら[1]は，4県の看護協会主催の研修会に参加した358名の看護師に無記名の惨事ストレス調査を実施した．惨事ストレスの内容と心身への影響については，看護師として今まで経験した中で最も強いストレスを伴う出来事の内容と，その出来事による仕事への影響について，自由記述にて回答を求めた．IES-R-J（改訂出来事インパクト尺度日本語版）22項目[2]を用いて，IES-R-J 25点以上の場合，PTSD ハイリスク者と分類されるが，ここでは IES-R-J 50点以上の高得点者の事例を示すことにした．調査票は304部回収し（回収率84.9%），自由記述に記入があった284名のうち，具体的記述があり，かつ IES-R-J の全項目に回答した220名のデータを分析した．IES-R-J の平均得点は18.76（SD＝16.1）であり，25点以上は30.5%（67名）であり，50点以上は11事例（全員女性，看護部長・副部長2名，師長・主任5名，スタッフ4名）であった．

　IES-R-J の高得点者の惨事ストレスの内容は，患者の自殺・訴訟（事例1）が83点と最も高かった（表2-8）．患者の自殺に遭遇した体験だけでなく，その後，遺族に裁判を起こされたことで，20年前の経験ではあったが苦しんでいた．11事例のうち，5事例は職員からのいじめであり（事例2，3，5，8，11），それぞれ79点，72点，59点，54点，51点であった．事例2においては，いじめを受け，身体症状を呈し，肝機能の上昇等で病院受診をし，退職となった．事例3においても，病院受診をし，眠剤と安定剤の服用となった．

表2-8　IES-R-J 高得点者の事例からみる看護職員が被る惨事ストレスの内容と影響

事例	惨事ストレスの内容と仕事への影響	IES-R-J得点
事例1	<患者の自殺・訴訟> 今から 20 年前，夜勤時に精神科の患者が首つり自殺．その後，遺族が民事の裁判を起こす．今でも追いかけられている感じ．何年経っても遺族から訴えられる不安がある．忘れたことはない．	83
事例2	<職員からのいじめ> 10 年以上勤務した病院に，出産後復帰．初めての外来勤務で戸惑い．週 2 日の勤務で仕事が覚えられず，子どもが病気になり休みがち．先輩からいじめを受け，全身の震え・冷汗・下痢・食欲不振・肝機能上昇で病院受診，1 年後に退職．	79
事例3	<職員からの精神的暴力> ミーティングの場で同僚から罵倒された．不眠・不安で 3 カ月．病院受診し，眠剤と安定剤を服用．	72
事例4	<患者からのセクシュアルハラスメント・威嚇> 今から約 22 年前，椎間板ヘルニアで入院中の 20 代の男性．コールで呼びつけ性的な話，威嚇行動あり．検温・巡視が怖く，2 人以上で行動，常に何かあったらどう動くか考えて行動．何かあればすぐに警察に通報するよう指示あり．	64
事例5	<職員からのいじめ> 自分がしていないことを部下から患者に言われ，数日間，仕事に影響があった．	59
事例6	<家族からの精神的暴力> 1 カ月ほど前，障害児の母親（シングルマザー）から「病気だから仕方ないとあきらめているんでしょ．前の医者も看護師もそうだった．自分の子じゃないしね．同じ病気の子をもたないとわからないよ」と言われ，無視されたり，プイっと顔をそむけるなどあからさまな態度をとられた．泣いてしまったスタッフもいた．突然怒るので，いつ怒るかわからず，母親と接するのが怖い．そのため，患児を受け持つのが怖くなり，できれば受け持ちたくない．	55
事例7	<患者の急変・死亡> 今から十数年前，胃がんの患者からの強い要望で経口摂取を開始．申し送り中に誤飲，その後肺炎を併発し 10 日後に死亡．半年ほど精神的に落ち込む．	54
事例8	<職員と家族からの精神的暴力> 職員や家族から攻撃的な苦情．1 カ月ほど，不眠・胃痛．	54
事例9	<患児の急変・後遺症> 今から 11 年前，受け持ちの乳児（8 カ月）が急変し，障害が残った．1 週間ほど不眠．今でも思い出すと辛い．	53
事例10	<患者からの身体的暴力・精神的暴力> 7 年前，終末期のがん患者にナイフで脅される．ナイフをとりあげた，その 2 時間後，患者がせん妄状態となり，30 分ほど腕をつかまれる．その際，暴言を吐かれたり，弱音を吐かれたりしていたが，スタッフに助けを求められず，振り払うことができなかった．その後，不眠・過眠，食欲不振・過食で心療内科を受診し，抗不安薬・睡眠薬を投与．夜勤が免除される．連続勤務ができない．すぐ泣く，人から触れられると怖い．患者を触れなくなり，部署異動となる．	52
事例11	<職員からのいじめ> 非常勤のスタッフから「自分のことしか考えていない，無責任だ」と罵られた．1 カ月ほど，仕事に影響．	51

患者からのセクシュアルハラスメント・威嚇を受けた事例4については，検温や巡視を2人以上で行い，何かあれば警察に通報するようにという指示が出る異常事態であった．この事例も22年前の体験ではあったが，身の危険を感じる経験が繰り返され，外傷的出来事として想起された．

家族からの精神的暴力により，患児の母親と接することが怖く，患児を受け持つことも怖いなど，仕事に影響が出ていた（事例6）．また，患者の急変・死亡（事例7）という経験や，患児が急変し後遺症を残す（事例9）という経験は，その場にいなくても自責感を伴い，外傷的出来事となっていた．

事例10においては，患者にナイフで脅され，同じ患者がせん妄状態となり長時間腕をつかまれたことで，心療内科を受診し，部署異動となった．

以上より，IES-R-J 50点以上の高得点者の事例における惨事ストレスの内容は，患者の急変や死亡（事例1, 7, 9），患者・家族からの暴力・ハラスメント（事例4, 6, 8, 10），職員からのいじめ（事例2, 3, 5, 8, 11）であった．惨事ストレスを契機に病院受診をするケース（事例2, 3, 10）や，退職に至ったケース（事例2）や部署異動となったケース（事例10）を認めた．また，病院受診をしないまでも恐怖や不安，不眠，何年経過しても今でも思い出して辛いという症状を抱えていた．11事例のうち8事例は，患者・家族・職員からの暴力・ハラスメント事例であり，院内暴力防止対策の実施，そして被害者への支援が必要である．また，患者の自殺に遭遇し裁判事例となったケース，勤務時間中に患者が事故に遭遇し死亡したケース，受け持ち患者が急変し障害を残したケースなど，看護職員にとってこれらの惨事ストレスとなりえる出来事に遭遇した後の，精神的支援が望まれる．

引用文献

1) 三木明子・黒田梨絵：病院内で看護師が被る惨事ストレスの内容と影響―IES-R 高得点者の事例を分析して．日本医療・病院管理学会誌，49(増刊号): 199, 2012.

2) Asukai, N., et al.：Reliability and validity of the Japanese-language version of the Impact of Event Scale-Revised (IES-R-J): four studies of different traumatic events. *Journal of Nervous and Mental Disease*, 190(3): 175-182, 2002.

(2.3) 様々な業務に伴う惨事ストレス

黒田梨絵・三木明子

業務関連の惨事ストレスは，広域災害・大規模な死傷事故だけではなく，小規模な惨事との接触を伴う活動も含まれる[1]．交通事故や突然の死といった致死性の出来事だけでなく，人間関係上の問題や職業上の重大な挫折体験のような非致死性の出来事も外傷性ストレス反応をもたらす[2]と報告されている．非致死性の出来事を体験する割合は致死性の出来事と比較して高く[3]，看護職員は非致死性の出来事，つまり日常業務を行う職場で惨事ストレスに遭遇する．そこで本節では，様々な業務に伴う惨事ストレスについてまとめる．

2.3.1　プレホスピタルケアで経験する外傷的出来事と惨事ストレス

プレホスピタルケアとは，病院前救護ともいわれ，ドクターヘリコプター（以下，ドクターヘリ）などで患者が病院に運ばれてくる前における治療のことである[4]．プレホスピタルケアで経験する惨事ストレスの特徴として，凄惨な状態の患者や現場を目の当たりにした際の衝撃的な視覚的映像，臭い，音，感触（体温，ぬめりなど）により「五感を刺激される環境」での業務がある（表2-9）．さらに，医療救助者である自分が対象の「死の決定への判断」をすること，未

表2-9　プレホスピタルケアで経験する惨事ストレスの特徴

	外傷的出来事
五感を刺激する環境	凄惨な状態の患者や現場を目の当たりにした際の衝撃的な視覚的映像（見た目，表情）や臭い，音，感触（体温，ぬめりなど）
死の決定への判断	医療救助者である自分が対象の死の決定にかかわること 救命活動の手を止める判断をすること
患者への感情移入	患者の未来について感情移入すること
自責感，無力感，後悔の念を伴う対応	患者対応において，救命できなかったことへの自責感と無力感，後悔の念を残すこと
身の危険にさらされる	自身や同僚の命が毒物や劇物による危険にさらされること
死傷原因への驚愕	殺人事件や性犯罪といった事件性のある患者の死傷の原因に驚愕すること

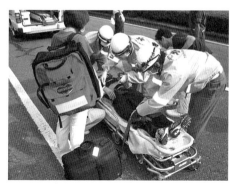

図 2-3　高速道路上における交通事故による外傷患者
を搬送する場面（写真提供：内田里実）

来ある「患者への感情移入」をすること，救命できなかったことへの「自責感，
無力感，後悔の念を伴う対応」，自身や同僚が自殺に使用された毒物や劇物によ
り「身の危険にさらされる」こと，殺人事件や性犯罪といった事件性のある患
者の「死傷の原因への驚愕」を経験する．プレホスピタルケアでは，現場に出
動するスタッフの人数に限りがある．高速道路上における交通事故による外傷
患者を搬送する場面（図 2-3）のように，医療救助者は，基本的に，医師 1 名，
看護師 1 名である．自身が行った技術やケアが患者の予後に影響するという不
安や孤独感を抱えている．

　ドクターヘリを有する 16 施設の救命救急センターの看護師 329 名の調査[5]に
よると，プレホスピタルケアでは，「現場にいた人から，救命活動に対する非難
を受けた（96.4%）」「同僚が負傷した（91.8%）」「死体を見た，あるいは，触れ
た（91.2%）」といった外傷的出来事（精神的に衝撃を受ける出来事）を経験し
たのは 9 割であった．

　ドクターヘリまたはドクターカーを有する救命救急センターの看護師と医師
の調査[6]によると，看護師は「交通事故の外傷への対応（56.3%）」「小児への
心肺蘇生の中止（47.7%）」「縊死・飛び降りによる自殺への対応（43.4%）」の
順で出来事の経験率が高く，医師は「小児への心肺蘇生の中止（38.8%）」「交
通事故の外傷への対応（36.7%）」「縊死・飛び降りによる自殺への対応（30.2
%）」の順で経験率が高く[6]，上位の項目は看護師と同じであった（表 2-10）．

表 2-10　救命救急センター看護師と医師における外傷的出来事の経験率の比較（黒田ら[6]より一部改変）

項目	看護師n＝398 %	医師 n＝139 %
交通事故の外傷への対応	56.3	36.7
小児への心肺蘇生の中止	47.7	38.8
縊死・飛び降りによる自殺への対応	43.4	30.2
水死・転落死などの外傷への対応	36.4	20.9
火災による火傷への対応	33.8	22.3
成人への心肺蘇生の中止	28.8	19.4
患者から被る暴力	21.0	15.1
殺人事件の外傷への対応	11.9	10.1
家族などから被る暴力	11.1	13.7
毒物・劇物事件の外傷への対応	11.1	9.4
薬品による火傷への対応	9.8	6.5
小児の虐待死への対応	7.6	14.3
性犯罪による外傷への対応	6.1	5.0

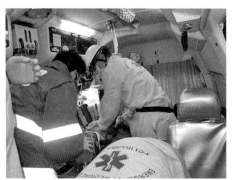

図 2-4　救急車内における心肺停止の患者に対する
心肺蘇生法の実施（写真提供：内田里実）

　交通事故や縊死・飛び降りによる自殺といった凄惨な状態の患者への対応は，業務といえども，医師や看護師にとって衝撃が大きい出来事である．

　救急車内における心肺停止の患者に対する心肺蘇生法の実施をご覧いただきたい（図 2-4）．このようにプレホスピタルケアでは人命救助を優先するが，状

況に応じて，救命処置の手を止める判断を行わざるをえない医師，そして傍で状況を受け入れる看護師にとって，自分自身が患者の死の決定にかかわったという体験が残る．さらに，たらい回しの後，死亡した子どもへの対応や，知人や身内の自殺などの対応も精神的に衝撃を受けた出来事であった[6]．

プレホスピタルケアを実施する看護師のうち，改訂出来事インパクト尺度日本語版（Impact of Event Scale-Revised Japanese version：IES-R-J）[7] の25点を超えたPTSDハイリスク者は，75名（18.8％）であった[6]．IES-R-J 25点以上の者は25点未満の者と比較し，非致死性トラウマ体験後の認知尺度（Cognitions Inventory of Non-lethal Trauma：CINT）において，「自己の能力や価値に対する否定的認知」「出来事の対処についての後悔の念」「他者関係性に対する否定的認知」「周囲の不安全・将来に関する否定的認知」が有意に高かった[6]．出来事の性質だけでなく，その体験した出来事をどのように捉え，対処していくかといった認知が精神的な影響を与える[3]．出来事を否定的に認識することで惨事ストレス反応を呈することから，惨事となりえる出来事を経験した看護師が，出来事を否定的に認知しないような惨事ストレスケアが重要となってくる．

また，ドクターヘリの出動で『畳裁断機に両下腿を巻き込まれた』事案に対応したフライトナースは，「救助者も巻き込まれる可能性（二次災害への恐怖）」「冬季で気温は低く環境的にも大変厳しい状況」「活動中の情報が錯綜」「両下腿切断という決定（十分な活動ができないことによる無力感）」という出来事を経験し，「現場の情景が鮮明に思い出される」「見たものが現実のものとは思えない」「集中力が低下し活動内容を整理しようと思うが考えがまとまらない」「多弁傾向」といった症状を呈した[8] との報告がある．ほかに，自動車同士の交通事故現場に駆けつけ，救急隊に引き継ぐまで胸骨圧迫，AED（Automated External Defibrillator, 自動体外式除細動器）ショックなどの心肺蘇生法（Cardio Pulmonary Resuscitation：CPR）を実施した経験により，「現場となった道路を通れなくなった」「仕事に集中しようとしても，傷病者の顔や現場の状況が断片的に次々と頭に浮かんできた」「自分が実施した手順は合っていたのか不安になった」「傷病者が死亡したことを知り，とても重たい気持ちになった」といった反応を呈した[9] との報告がある．

2.3.2　フライトナースと救急看護師との惨事ストレスの比較

　フライトナースとは，ドクターヘリに搭乗する看護師のことである．ここでは，救命救急センターに勤務するドクターヘリに搭乗しない看護師のことを「救急看護師」と表記する．同様に，フライトドクターに対し，救命救急センターに勤務するドクターヘリに搭乗しない医師を「救急医」と表記する．

　プレホスピタルでは，常に危険が隣りあわせの活動であることから，各専門職が「自らの安全に対する意識」をもたなければ，最善のチーム医療の提供ができない[10]．フライトナースは，救急看護師と比較し，「現場での情報が著しく不足していた（フライトナース 84.0% vs 救急看護師 25.1%）」「多くの負傷者がいる現場で救命活動を行った（32.1% vs 4.0%）」「救命活動に危険が伴った（46.9% vs 14.6%）」「普段の救命活動より過度に体力を消耗した（71.6% vs 36.1%）」「救命処置に必要な資機材が不十分だった（48.1% vs 18.6%）」「現場が大変混乱していた（79.0% vs 53.8%）」「患者や家族とトラブルになった（64.2% vs 43.3%）」「死体を見た，あるいは，触れた（98.8% vs 89.1%）」といった出来事を有意に多く経験していた[5]との報告がある．それゆえ，救急領域でともに勤務するフライトナースは救急看護師よりも，身の危険を伴う過酷な環境の中で，凄惨な状態・状況にある患者とその家族への救命活動を実践し，外傷的出来事を経験する頻度が高かった．

　救命救急センターの調査（フライトナース 78 名，救急看護師 398 名，フライトドクター 88 名，救急医 51 名）で IES-R-J 25 点を超えた PTSD ハイリスク者を比較すると，フライトナースは 8.9%，救急看護師は 21.7%，フライトドクターは 6.1%，救急医は 17.1% であった[6]．フライトナースは救急看護師よりも，身の危険を伴う過酷な環境の中で，凄惨な状態・状況にある患者に対応しているが，PTSD ハイリスク者の割合が低かった．医師の結果も同様で，フライトドクターは救急医よりも，PTSD ハイリスク者の割合が低かった．

　活動する環境では身の危険を伴い，精神的に衝撃を受けるほどの凄惨な状態の患者に対し，混乱する状況の中で救命活動を実践する経験頻度・遭遇頻度が高いフライトナースやフライトドクターにおいて，惨事ストレス反応は高いと予測できる．しかし，なぜフライトナースやフライトドクターは，救急看護師や救急医よりも惨事ストレス反応が低いのか．伊藤ら[3]は，出来事の性質だけ

でなく，その体験した出来事をどのように捉え，対処していくかといった認識が，精神的な影響を与えると述べている．ストレッサーが発生した場合，それをストレスと感じるのか否かは個人差がある．環境上の出来事（ストレッサー）に意味が付与され（認知の解釈），結果として感情が生起する（感情の統合）ことによって，ストレス反応が生じるプロセスがある[11]．この考えに立脚して，認知的評価を測定する尺度に着目してみる．認知的評価は，認知的評価測定尺度（Cognitive Appraisal Rating Scale：CARS）[12] と非致死性トラウマ体験後の認知尺度（CINT）[3] を用いた結果を示す．

　フライトナースは，救急看護師と比較し，CARS の「コミットメント」「コントロール可能性」の得点が有意に高く，CINT の「自己の能力や価値に対する否定的認知」「他者関係性に対する否定的認知」の得点が有意に低かった．フライトナースは救急看護師よりも職場において，コミットメント（項目「この状況を何とか改善したいと思う」「この状況を改善するために一生懸命努力しようと思う」）する認知が高いために，現場活動や職場環境の状況に対して，積極的に問題を解決し，努力しようとする前向きな認知をもつ傾向にあると考えられる．また，フライトナースは，救急看護師よりも，現場においてコントロール可能性（項目「この状況に対してどのように対処したらいいかわかっている」「冷静な気持ちをすぐに取り戻すことができる」）を認知し，自己で現場の状況を把握し，対処の方向性を見極め，様々な状況下でも自身の精神状態をコントロールして対応にあたる認知をもつ傾向にあると考えられる．

　フライトナースは救急看護師よりも，自己の能力や価値，他者関係に対して否定的に認知しない．具体的には「自分の判断を信じることができない」「同じ過ちを繰り返してしまいそうだ」などといった自己の能力や価値，「他人のことは信用できない」「自分は誰ともわかりあうことはできない」などといった他者関係に対して，否定的に認知しない傾向にある．遭遇する出来事をストレスと捉えるのは各個人の意味づけであり，自分を否定せず，ものごとを前向きに捉える認知傾向により，ストレス反応の強弱に影響を与える．現場において看護師は，チームで連携しながら救命活動に携わる際の自己努力や前向き思考をもち，状況と自分の精神状況をコントロールすることによって，惨事ストレスの影響を軽減できる可能性が考えられる．

2.3.3 病院勤務看護師が被る部署別の惨事ストレス

病院勤務看護師 2,205 名のうち IES-R-J の基準値を超えた PTSD ハイリスク者は 25.6％であった[13]．これまで紹介してきたフライトナースや救急看護師よりも高い割合である．

救急領域の看護師では，「成人の心肺停止」「交通事故の外傷」を経験した看護師ほど，IES-R-J の得点が有意に高かった[14]．また，救急看護師は「小児や青年の死亡または重症への対応」が最もトラウマを招く出来事[15] として報告されている．そして，三次救急医療機関の看護師のエンゼルケア（死後の処置）にかかわる際の辛い経験には，「子どもや若い人の死」「遺族の悲しむ姿」「首つり自殺の場面」などの意見がある[16]．

小児科においては「小児および青年の突然の死」「子どもの年齢および死因」「子どもの喪失に対する家族の反応」が二次的外傷性ストレス（代理ストレス）の症状を引き起こす出来事であった[17]．

精神科看護師は「受け持ち患者の急死」「受け持ち患者の自殺」「受け持ち以外の患者の自殺」「受け持ち以外の患者の急死」の順で IES-R-J の平均値が高かった[18]（コラム 1 参照）．

病院勤務看護師 3 事例（HCU，外科病棟，救急外来）の外傷的出来事とその影響を表 2-11 に示す．病院内の部署によって，惨事ストレスとなる出来事は様々で，とりわけ，「死」，とくに『子どもの死』に関する出来事は，看護師への精神的な影響が強い．「小児」という対象の死傷の原因や未来について感情移入しやすい可能性も惨事ストレスにつながる[20]．自分が対象の死の決定にかかわること，患者の未来について感情移入することや，助けられなかった自責感を伴うこと，患者の親に説明対応する際の無力感や共感などを経験することは，外傷的出来事になりうる[6]．また，子どもの遺体や自分が知っている人の遺体，損傷の激しい遺体，損傷の少ない（まるで生きているような）遺体は，影響を受けやすいとの報告もある[20]．このことからも，業務上で発生した出来事に対し，看護師が抱く自責感を軽減できるようなケアや救命努力を認めることで，惨事ストレスを軽減する対応が組織として必要となる．

病院に勤務する医療従事者の中で，看護師は最も暴力被害を受ける割合が高い．病院職員の職種別の過去 1 年間における患者暴力の経験率は，医師が 34.6

表 2-11 病院勤務看護師 3 事例の外傷的出来事とその影響

患者など	部署	外傷的出来事	出来事後の影響
【患者の急変・死亡】			
50 代男性 胸部大動脈瘤で入院中	HCU	一般病棟へ転棟予定. 患者の血圧 110/60 mmHg, 心拍数 72 回, 意識レベルクリアを確認後, 一般病棟の看護師に申し送りを実施した. 申し送り後, 病室に戻ると, 泡を吹いて白目をむき, 意識消失している患者を発見. 急いで医師に連絡. 胸部大動脈瘤破裂の診断にて, 死亡確認となった.	重症患者を受け持つことが怖くなった. この患者がいた病室に行くことが怖くなった. しばらくの間, 泡を吹いて白目をむいた患者の顔が浮かんだ.
【患者の自殺】			
70 代男性 がん患者複数回の手術を実施	外科病棟	手術と化学療法を実施するが, がんの再発を繰り返す患者. 5 回目のがん再発により手術予定で入院. 手術当日 1 時過ぎの巡回時, ベッドで入眠の様子を確認. 2 時の巡回時, ベッドサイドのナースコールで首を吊り心肺停止の患者を発見. 同僚を呼び, 必死に心肺蘇生を実施しながら医師に連絡. 蘇生できず死亡確認となった.	手の震えがしばらく止まらず, 眠れない日が続いた. 眠っていてもハッと飛び起きることがしばしばあった. 仕事が手につかなくなり, 上司に相談. 精神科を受診し, 内服開始. 勤務に行くことが怖くなり, 退職した.
【子どもの急死】			
40 代父親・母親 子どもが交通事故で心肺停止状態	救急外来	A さん（10 代, 女性）は, 夏休み, 部活のため, 自宅から自転車で学校に向かう途中, 暴走する車に巻き込まれて受傷. 重症頭部外傷にて, 病院に救急搬送し必死の救命活動を実施したが心肺停止状態. 家族に連絡をとり両親が来院. 医師より IC（インフォームド・コンセント）を実施したが家族は現状を理解できず放心状態. 医師が付き添い, 子どもに面会. 途端に父親が胸骨圧迫を実施する自分の白衣をつかみ引き裂いた. 母親は子どもにすがり, 名前を呼びながら泣き叫んだ. 子どものそばで再度, 時間をかけて IC を行い死亡確認. 「この怒りは誰にぶつければいいんだ！」と父親は叫び声を上げ, 母親は泣き崩れた. 家族が落ち着くまで付き添った.	しばらくの間, 父親と母親の泣き叫ぶ声が耳からはなれず, ふとした時に聞こえた. 自分も同じくらいの娘がいるため, 感情移入してしまい, 何とも表現できない恐怖に襲われた. 引き裂かれた白衣を見ることができず, 同じデザインの白衣を着ることを避けるようになった.

2014 年 9 月に黒田が病院で行った調査による.

%, 看護職 67.5%, 薬剤師 36.7%, 検査技師 39.5%, 事務職 50.0% であり, 看護職が最も暴力の被害経験率が高かった[21]. 暴力の種類別では, 身体的暴力, 精神的暴力, 性的暴力, いずれの暴力においても, 看護職が最も被害経験率が

高かった[21].

　ICU（集中治療室）・CCU（冠動脈疾患集中治療室）・HCU（準集中治療室）・NICU（新生児集中治療室）の看護師は，「職員からの身体的暴力」「職員からの暴力・脅し」「職場内のいじめ」を経験した看護師ほど，IES-R-J の得点が有意に高かった[13]．手術室の看護師は「職場内のいじめ」を，精神科病棟・外来の看護師は「職員からの暴言・脅し」「職員からのセクシュアルハラスメント（以下，セクハラ）」「職場内のいじめ」を，一般病棟の看護師は「家族からの身体的暴力」「職員からの身体的暴力」「患者からの暴言・脅し」「家族からの暴言・脅し」「職員からの暴言・脅し」「患者からのセクハラ」「家族からのセクハラ」「職場内のいじめ」を，一般外来の看護師は「家族からの身体的暴力」「職員からの身体的暴力」「職員からのセクハラ」「職場内のいじめ」を経験した看護師ほど，IES-R-J の得点が有意に高かった[13]．

　救急領域の看護師は「家族などから被る暴力」を経験した看護師ほど，IES-R-J の得点が有意に高かった[14]．また，救急領域で勤務する看護師の94％（209名）は，暴力被害経験後，IES-R の下位尺度のうち，少なくとも侵入症状，回避症状，過覚醒症状のうち1症状を経験し，17％が PTSD の可能性があると考えられるほどの高い得点を示した[22]．また，IES-R の得点と業務生産性には関連があり，看護師が提供するケアに患者と面会者からの暴力が影響を与えている[22]と報告されている．

　精神科では「職員からの暴言」を経験した看護師の IES-R-J の平均値が最も高く，次いで「患者からの暴力・暴言の目撃や聞いた」「受け持ち以外の患者からの暴力・暴言」「受け持ち患者からの暴力・暴言」である[18]と報告されている．

　病院勤務看護師が受けた暴力被害の3事例を表2-12に示す．

　職場で被る暴力・暴言・セクハラといった自身に身の危険が迫る出来事は，看護師の惨事ストレスとなりえる．とりわけ，患者からの暴力・暴言よりも，ともに働く職員からの暴力・暴言・いじめ・セクハラ被害は，どの部署の看護師にも影響を与える出来事である．暴力という行為と怒りなどといった感情の矛先が，看護師自身に向き，責められる経験が強い惨事ストレス反応になると考えられる．看護師は，患者やその家族からの身体的暴力，暴言・脅し，いじ

表 2-12 病院勤務看護師が受けた暴力被害の 3 事例

暴力行為者	部署	暴力事案
50代 医師	手術室	手術室に配属されて間もなく，手術器械を手早く渡さないことに医師がイライラして，自分（男性看護師）の足を蹴った．また，大きい声で怒鳴った．手術を担当するたび，暴言・暴力が繰り返された．病院内で会った際，挨拶すらされず，無視が繰り返された．次第に他の医師や看護師からも無視されるようになり，うつ病を発症，退職した．
30代 先輩看護師 ほか	急性期病棟	同僚の新人看護師がターゲットにされ，一方的に怒鳴られ，無視，「看護師に向いてない」「バカ」など，毎日のように言われる．後輩指導と称し，人格を否定するような言動がある．一度先輩に怒鳴られたことが，他の先輩看護師にも知らされ，他の看護師からも繰り返し同じことを怒鳴られる．上司に相談しても見て見ぬふり．不適応との理由で慢性期病棟に異動となった．
30代 女性 自殺企図のある患者	救急外来	薬物の多量服用にて救急搬送された患者に点滴を実施し，様子を見ていたところ，意識が回復してきた．トイレに行きたいとの希望にて，医師の指示の下，付き添いで近くのトイレに誘導する途中，カバンからナイフを取り出し，自分に向け「一緒に死んでほしい」と訴えてきた．緊急コールを押し，警察通報となった．

2014年9月に黒田が病院で行った調査による．

め，セクハラだけでなく，連携し協働して働く仲間からの身体的暴力，暴言・脅し，いじめ，セクハラを受けないようにする必要がある．そのために，職場内の良好な人間関係は惨事ストレス防止のための重要な要因となると考えられる．

2.3.4 訪問看護師が被る暴力・ハラスメント被害の実態

三木明子・黒田梨絵

　訪問看護師は，利用者宅に単独で訪問し業務にあたることが多く，女性職員が9割以上を占め，サービスを提供する職場環境の密室性があることから，暴力の発生リスクが高い[23]．

　日本初の訪問看護師を対象とした暴力・ハラスメント被害に関する全国調査[23]では，3,325部の調査票を回収し（回収率29.8％），過去1年間における訪問看護師が受けた利用者からの身体的暴力の経験率は28.8％，精神的暴力は36.1％，セクハラは31.7％であった．

　64の訪問看護事業所の職員395名の調査[24]では，訪問看護師の利用者からの暴力など（身体的暴力・精神的暴力・セクハラ）の経験率は，過去1年間で

44.6％であった．暴力の種類別に見てみると，過去1年間の訪問看護師が受け
た利用者からの身体的暴力の経験率は18.1％，精神的暴力25.6％，セクハラ25.4
％であった[24]．

　また，訪問看護事業所の管理者805名の調査[25]によると，過去1カ月の間に
おいて，訪問看護師に対して「身体的暴力のある利用者が1人以上いる」29.8
％，「言葉の暴力のある利用者が1人以上いる」36.8％，「セクハラのある利用者
が1人以上いる」31.1％であった．訪問看護師は，セクハラの経験率が高く，在
宅という密室において1人でケアを行う環境であることからセクハラが発生し
やすいこと，契約者という力関係や訪問を重ねて築き上げた人間関係によりセ
クハラを拒否しにくいと述べられている[23]．訪問看護においては，担当する看
護師が担当利用者のもとに繰り返し訪問し，限られた時間帯でケアをこなさな
ければならない業務特性上，暴力などに対して適切に対応できず，また密室で
の出来事として表面化されにくく，深刻な被害を受けた事例も存在する．

　訪問看護師が受けた暴力被害事例には，「看護師が訪問先で薬を飲まされた」
「ベッドに寝ながらも，全身の力を振り絞るようにして怒鳴り散らされる」「話
をする時，肩や背中に手を回される」「天ぷら油の鍋に手を入れるかと問いつめ
る」などが報告されている[26]．そして，訪問看護師266名に対する患者・家族
からの暴力などの被害による影響として，離職意向29.7％，身の危険を感じた
18.6％であると報告されている[24]．また，訪問看護師の半数以上が，暴力を経
験した直後から精神的・肉体的ダメージを受け，日常生活に支障が出た，仕事
を辞めたくなったとも報告されている[27]．

　病院と訪問看護事業所では，業務をする環境が大きく異なる．訪問看護サー
ビスは，利用者や家族が暮らす家で業務を実施する．病院ではすぐに応援要請
ができ，チームで暴力に対応できるが，訪問看護の場合，原則1人訪問である
ため，訪問先で暴力が発生しても1人で対応せざるをえず，安全な対策を講じ
ることが難しい．ハイリスクな環境下で暴力に1人で対峙しなければならない
状況になるので，訪問看護師への精神的な影響は大きいことが推察される．24
時間訪問サービスを提供している事業所もあり，女性が夜間，1人で訪問する
ことは移動時も含めて危険性が高い．訪問看護師への安全対策が急がれる．

引用文献

1) 松井　豊（編著）：惨事ストレスへのケア，おうふう，2010.

2) Mol, S. S., et al.：Symptoms of post-traumatic stress disorder after non-traumatic events: evidence from an open population study. *British Journal of Psychiatry*, 186: 494-499, 2005.

3) 伊藤大輔・鈴木伸一：トラウマ体験の致死性の有無が外傷性ストレス反応および外傷体験後の認知に及ぼす影響．行動療法研究，35: 13-22，2009.

4) 益子邦洋：ドクターヘリの現状と課題．予防時報，233: 14-21，2008.

5) 黒田梨絵・三木明子：救命救急センターに勤務する看護師のプレホスピタルケアで経験する出来事と職業性ストレス―フライトナースと救急看護師の比較を通して．日本看護学会論文集 看護管理，42: 398-400，2012.

6) 黒田梨絵・三木明子：救命救急センターの医師と看護師の外傷的出来事の認知と外傷性ストレスとの関連．健康科学大学紀要，13: 57-73，2017.

7) Asukai, N., et al.：Reliability and validity of the Japanese-language version of the Impact of Event Scale-Revised（IES-R-J）: four studies of different traumatic events. *Journal of Nervous and Mental Disease*, 190(3): 175-182, 2002.

8) 内藤ゆみえほか：急性ストレス障害近似症状を呈したフライトナースに対してグループミーティングが有効であった一例．日本航空医療学会雑誌，12(3): 44-47，2011.

9) 石川理香子・綿貫成明：院外における一次救命処置を行った救助者の知覚した惨事ストレスと必要なサポート．国立病院看護研究学会誌，7(1): 29-43，2011.

10) 船木　淳・深谷智恵子：フライトナースの看護実践の構造．日本救急看護学会雑誌，17(2): 1-11，2015.

11) Everly, G. S., et al.：Critical incident stress management（CISM）: a review of the literature. *Aggression and Violent Behavior*, 5(1): 23-40, 2000.

12) 鈴木伸一・坂野雄二：認知評価尺度（CARS）作成の試み．ヒューマンリサーチ，7: 113-124，1998.

13) 三木明子ほか：病院勤務看護師が被る部署別の惨事ストレスと IES-R との関連．日本看護学会論文集 看護管理，43: 383-386，2013.

14) 三木明子・黒田梨絵：救急領域の現場で看護師が被る惨事ストレスの実態と影響．日本看護学会論文集 看護総合，42: 108-111，2012.

15) Adriaenssens, J., et al.：The impact of traumatic events on emergency room nurses: findings from a questionnaire survey. *International Journal of Nursing Studies*, 49(11): 1411-1422, 2012.

16) 茎田惇也・小林久子：三次救急医療機関におけるエンゼルケアとグリーフケアに関わる看護師の精神的負担とその対処法およびサポート体制の課題に関する調査．日本救急看護学会雑誌，20(2): 25-32，2018.

17) Lima, L., et al.：Sudden death in pediatrics as a traumatic experience for critical care nurses. *Nursing in Critical Care*, 23(1): 42-47, 2018.

18) 山口真平：精神科看護師が受ける惨事ストレスの実態．日本精神科看護学術集会誌，57(2): 176-180，2014.

19) Kuroda, R., et al.：Critical incident stress in doctors and nurses working in emergency and critical care centers. *The 7th Asian Conference on Emergency Medicine*, 7: 197, 2013.

20) 重村　淳ほか：遺体関連業務における災害救援者の心理的反応と対処方法の原則．防衛衛生, 55: 163-168, 2008.

21) 友田尋子ほか：患者からの病院職員に対する暴力の実態調査―暴力の経験による職種間比較．甲南女子大学研究紀要―看護学・リハビリテーション学編, 4: 69-77, 2010.

22) Gates, D. M., et al.：Violence against nurses and its impact on stress and productivity. *Nursing Economic*, 29(2): 59-66, 2011.

23) 三木明子（監・著）：訪問看護・介護事業所必携！ 暴力・ハラスメントの予防と対応―スタッフが安心・安全に働くために, メディカ出版, 2019.

24) 三木明子ほか：訪問看護師等が患者やその家族から受ける暴力・ハラスメントの実態調査．看護展望, 43(8): 45-51, 2018.

25) 武ユカリ：サービス利用者による訪問看護師への暴力と訪問看護ステーションの地域連携との関連．日本看護科学会誌, 38: 346-355, 2018.

26) 藤田　愛：「暴力」の問題に取り組まざるを得なくなった日からの歩み．訪問看護と介護, 22(11): 818-827, 2017.

27) 林　千冬ほか：訪問看護師が利用者・家族から受ける暴力の実態と対策．訪問看護と介護, 22(11): 847-857, 2017.

コラム 1　精神科病棟の看護職員の惨事ストレス

山口真平

■ 精神科看護師とは

　精神科看護師は，人生で経験する様々な心の問題を抱える人々や精神疾患を有する人々の中で援助を必要としている人を対象にしている．精神疾患患者の入院治療は，患者本人の意思による任意入院だけでなく，同意の得られにくい場合の強制入院（医療保護入院や措置入院，応急入院）など，様々な入院形態の患者を受け入れる．患者の人権を尊重し安全を守り，適切な医療を提供できるよう努めていかなくてはならない．そのために看護師は詳細な患者の行動を観察し，そこから適確な判断を行い，患者にあった看護の方法を考えて実践し，援助の方向性について他職種間を調整する役割がある．精神科における観察が他科の観察と違う点は，観察しようとしても数値で測定することができず，患者の訴えや行動などの観察を通して治療やケアの効果を判断しなくてはいけない点であり，そこに精神科看護の特殊性と困難性がある．

■ 精神科看護師とストレス

　看護師は，医療事故に遭遇する機会も多く，医療事故に対する不安や業務量の多さにストレスを感じている．また，精神科看護師は，一般科看護師より暴力や自殺といった場面に遭遇しやすい．患者からの暴力，患者の急変や死亡などは，惨事ストレスとなる．

　精神科看護師が職務中に経験する惨事ストレスの現状や受けたあとの支援や介入法を把握するため，A病院に勤務する看護師を対象に惨事について，無記名の質問紙調査を行った[1]．回答者の詳細は，山口[1] 参照．なお，惨事ストレスの症状を測定するために用いた改訂出来事インパクト尺度日本語版[2]（以下 IES-R-J）は，開発者の飛鳥井望氏に事前に使用承諾を得た．

■ 惨事ストレスが精神科看護師に与える心理的影響

　精神科看護師の9割以上が惨事事案を経験し，惨事を受けた精神科看護師のうち，IES-R-J高リスク群が，9.8％であった．惨事直後から1週間の間に，約6割が「あの時，○○すればよかった」と感じており，4割が「物事に集中するのが難しかった」「これまで楽しんでいた事をしても，楽しめなかった」「自分の判断を信頼できなかった」「患者さんに申し訳ない」「自分は何もできなかった」と感じていた．精神科看護師の1割が心的外傷のハイリスク者であり，惨事直後からの後悔や罪悪感が，心的外傷につながりやすいことが明らかになった．

　「職員からの暴言」の経験率は5.4％と少なかったが，IES-R-Jの得点は高かっ

た．「職員からの暴言」は，経験率は低いが受けたときの衝撃は大きく，看護師の離職につながるため，早急な介入が必要であると考えられる．

　患者の「暴力・暴言」では，「受け持ち患者」より「受け持ち患者以外」のほうが IES-R-J の得点が高く，患者の「自殺」や「急死」では，「受け持ち患者以外」より「受け持ち患者」のほうがいずれも高かった．精神科看護師は，担当している患者の現状の把握や退院に向けて患者の思いをくみ取ったり，理解をしたり，情報を得る努力をして，患者を擁護することが求められる．入院時から退院まで，担当患者の思いや抱えている問題を，ケアや日常的な会話などのかかわりを通して誰よりも知ることになる．そのため，患者からの暴力を受けても，「受け持ち患者」の感情や日常生活に配慮し，暴力を起こした背景が考えられるため，「受け持ち患者以外」の事案に比べストレスが低くなると考えられる．看護師は患者に良くなってもらいたいという気持ちから，患者の死について考える機会が少ない．そのため，「受け持ち患者」の死が，衝撃につながったと考えられる．また，患者の死はいつ起こるかわからず，そのことが不安を増強させることも，ストレスの原因になっていると考えられる．

■ 精神科看護師が受ける惨事ストレスへの対策

　「事案を受けた時に，上司や同僚からどのようなサポートが効果的でしたか」と尋ね，回答を求めた．惨事ストレス事案に対しては，「上司・同僚からのねぎらいの言葉」や「お互いを批判しない職場の雰囲気」が効果的であると評価されていたことから，チームで支えあう職場づくりが惨事ストレスの予防につながることが明らかになった．しかし，話を聞くほうも，声をかけるほうもまた，同じように苦しくなることもある．そのため，チームで支えあい，受け止めあうことも重要であるが，チーム外へのストレスの放出もまた重要になる．

　惨事ストレス対策としての選択率の低い「職員のストレスを把握するための調査（アンケート等）の実施と，その結果に基づく対策の実施」など予防策や対策は，性別では「男性」に，看護師歴では「25 年以上」に，惨事事案は「受け持ち患者からの暴力」で高く望まれていた．精神科において，男性看護師やベテラン看護師は，難しい患者を受け持つケースが多く，その影響で惨事ストレスを受けやすく，惨事を受けた後も，受け持ち患者を交代することなく勤務を続けるため，その後もストレスを持続しやすいと推定される．男性看護師や看護師歴 25 年以上のベテランが，受け持ち患者から暴力を受けた事案では，予防策や対策が重要な介入方法となると考えられる．

　こうした教育を通して，精神科看護師の惨事ストレス対策が進むことを期待する．

引用文献

1) 山口真平：精神科看護師が受ける惨事ストレスの実態. 日本精神科看護学術集会誌, 57(2): 176-180, 2014.

2) Asukai, N., et al.：Reliability and validity of the Japanese-language version of the Impact of Event Scale-Revised (IES-R-J): four studies of different traumatic events. *Journal of Nervous and Mental Disease*, 190(3): 175-182, 2002.

第3章

日常的な惨事ストレスへの対策

三木明子

　看護職員が業務上被る外傷的出来事による心身への影響は甚大である．その
ため，日常的な惨事ストレスへの対策として，①暴力などを発生させない予防
策，②暴力などが発生した場合でも被害を最小にとどめる対応，③被害者への
支援が必要となる．ここでは，暴力対策を中心とした医療機関ならびに訪問看
護事業所における惨事ストレス対策，被害者への支援について解説し，最後に
暴力以外の惨事ストレスケアについてまとめる．

3.1 医療機関ならびに訪問看護事業所における惨事ストレス対策

a．6つの予防策

　医療機関ならびに訪問看護事業所において，暴力などの惨事を発生させない
ための予防策を以下に示す．

予防策 1　看護職員から積極的に患者や家族とコミュケーションをとる

　まずは，患者や家族よりも先に，看護職員から積極的に声をかける．コミュ
ニケーションをとることで，不安のある人，不満のある人に，早期に対応する
ことができる．看護職員から声をかけることは，患者や家族の疎外感や孤立感，
思い込みである被害感情を和らげることにつながる．患者や家族が怒る場合に
は，コミュニケーションエラーによる誤解が生じていることがある．

予防策 2　暴力の履歴を把握する

　患者に暴力の履歴がある場合には，暴力発生のリスクが高い．暴力を誘発す
るトリガー（誘因）や暴力の種類を把握することで，同じような状況をつくら
ないようにする．暴力の履歴を示すマーキングは，職員同士しかわからないよ

うに暗号化する．暗号化したコード分類を理解しておくことで，外来でも病棟でも訪問先でもどのような暴力の履歴がある患者なのかを看護職員が把握できる．

予防策3 担当者と対応方法を決めておく

暴力を繰り返している状況であれば，対応する担当者を決めておく．その担当者は組織の中で暴力の対応に優れている人を選出する．一度，暴力を封じ込めた人が，再度，担当することで，繰り返しの暴力発生を防ぐ．例えば，女性の看護職員が男性患者からセクシュアルハラスメントの被害を受けた場合，次の担当者は男性看護職員に変更し，セクシュアルハラスメントを発生させないようにするなど，あらかじめ対応方法を決めておく．患者の症状や状態が起因して暴力が発生する場合には，症状を抑えるための薬物調整を含めた治療を検討し，対応についてチームで共有しておく．

予防策4 暴力発生の誘因をなくすためのあらゆる配慮や工夫をする

暴力発生の誘因は，病院環境の要因（待ち時間の長さ，湿度・温度，騒音など），職員側の要因（態度，言葉遣い，説明不足など），患者側の要因（痛み，空腹，睡眠不足，症状など）がある．これらの暴力発生の誘因をなくすために，チームでアイデアを出しあい，あらゆる配慮と工夫をし，暴力を防ぐ．

訪問時に，患者や家族が泥酔している場合は，暴力発生のリスクが高い．そのため，患者や家族が泥酔状態のときには訪問看護サービスが提供できないことを事前に説明しておく．

予防策5 暴力発生時の実地訓練をする

暴力発生時の対応のシミュレーションをしておくと，実際の場面で適切に対応できるようになる．避難訓練と同様，初動を確認するとともに，一連の行動がとれるように練習を行う．実地訓練により，自信をもって対応することができれば，暴力の被害を最小にとどめることができる．

訪問先では1人で暴力に対応しなければならないため，実施訓練を行い，手順を確認しておくことが大切である．

予防策6 暴力を絶対に許さない姿勢を示す

暴力を絶対に許さない姿勢を，組織をあげて表明する．何を暴力とするのか，禁止行為は何か，強制退院や警察通報を行う姿勢はあるのかなどについて，明

文化する．入院誓約書，入院案内，ポスターなど，患者や家族の目にふれる場
所や物に，病院としての明確な方針を示しておく．暴力・迷惑行為をした場合
の措置が明記された入院誓約書にサインをもらっておくと，発生後の対応がス
ムースになる．

　訪問看護事業所では，重要事項説明書に暴力などの重大な迷惑行為が行われ
た場合の契約終了について明記しておく．あるいは，訪問を継続できるように
患者や家族に対して迷惑行為をしないようにお願い文を配布する方法がある．

b.　訪問看護師・訪問介護員が受ける暴力への対策

　兵庫県では，訪問看護師・訪問介護員安全確保・離職防止対策事業において，
暴力行為などのため複数人の訪問が必要で，利用者や家族から同意が得られな
い場合，2人目の訪問加算の一部を助成している．また，「訪問看護師，訪問介
護員への暴力等お困り相談ひょうご」として相談窓口を設置し，兵庫県内での
相談を受けつけている．2018年3月，筆者らが作成した「訪問看護師・訪問介
護員が受ける暴力等対策マニュアル（図3-1）」は，ウェブ上で公開しているの

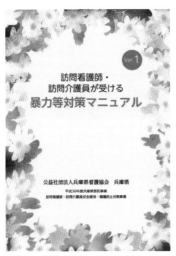

図3-1　訪問看護師・訪問介護員が受け
る暴力等対策マニュアル（文献[1]
より）

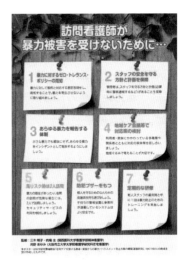

図3-2　訪問看護事業所用の暴力防止啓
発ポスター1（文献[2]より）

で参照いただきたい[1]．また，訪問看護事業所用の暴力防止啓発ポスター（図3-2）を筆者が作成しているので，7つの対策について紹介する[2]．

対策1 暴力に対するゼロ・トレランス・ポリシーを周知する

ゼロ・トレランス（zero-tolerance）・ポリシーの tolerance は寛容を意味し，罰則を定めそれに違反した場合は厳密に処分を行う方針のことである．暴力に対するゼロ・トレランス・ポリシーは，この問題に対し毅然と対応する意思表明であり，それを周知することで，暴力を発生させないようにする取り組みである．

対策2 スタッフの安全を守る方針と計画を保障する

管理者はスタッフを守る，暴力は報告してよい，必要時は警察に通報してよいという方針を明示し，具体的計画があることを保証する．

諸外国では携帯電話の GPS を用いて，職員の位置情報を確認し，予定訪問終了時間に連絡がない場合，スケジュール通りに戻らない場合には，警察や警備員などに連絡をして対応を依頼している．

対策3 あらゆる暴力を報告する体制を整える

深刻な影響がない小さな暴力でも曖昧にせず，あらゆる暴力をインシデントとして報告する体制を整える．

対策4 地域ケア会議などで対応策を検討する

利用者・家族にかかわっている多職種や関係者とともに対応の具体策を話しあい，地域ぐるみで考える．

対策5 リスクが高いときは2人で訪問する

暴力の既往がある，夜間の訪問が危険である，治安の悪い地域である場合には，2人訪問またはセキュリティサービスを活用する．

諸外国では犯罪が多発する地域では夜間訪問は原則しない．あるいはリスクに備えて2人で訪問する体制がある．訪問時間，訪問場所，患者の健康問題，暴力既往の有無や暴力の可能性に関して，スタッフが不安を感じたときに2人訪問をすることを決定できる体制がある．2人での訪問が難しい場合，セキュリティサービスの利用（警備員同行）や警察官の同行を推奨している．

対策6 防犯ブザーをもつ

個人を守るための保護具（防犯ブザー，警笛，フラッシュライトなど）を携

帯する．手持ちの警報装置と事業所が連動しているシステムはより安全である．暴力発生時に電話で助けを呼ぶよりも，手持ちの警報装置を押すと事業所や警察に連絡・通報されるというシステムがあるほうがより安全性が高い．

対策7　定期的な研修を行う

新人職員の雇用時と年に1回は暴力防止のためのトレーニングを実施する．

c.　暴力発生時の8つの対応

暴力発生時の具体的対応を以下に示す．

対応1　速やかに離れる，逃げる

何らかの暴力を受けたときは，速やかに行為者から離れ，自分自身の身を守ることを優先する．

対応2　十分な距離を保ち，安全なポジションをとる

一歩，行為者に踏み込まれても，逃げられる距離を保つように心がける．物理的に殴られない距離を保つだけでなく，安全なポジションを考える．行為者の正面に立てば，行為者の行く手をふさぎ，緊張状態が生まれる．安全なポジションとは，相手・行為者の正面に立たず，斜め45度くらいの位置のことである．また，病室，診察室，相談室では，出入口が1つであれば，逃げやすいところに自分のポジションをとる．

対応3　安全で有利な場所で対応する

暴力発生時には，自分にとって安全で有利な場所で対応する．他者の目や防犯カメラなどから死角の場所で対応していても，リスクが高く，応援も呼べず，証拠に残らない．防犯カメラがある場所や部屋まで，自分が動く．行為者は要求がある場合は，必ずついてくるので，証拠が残せる場所まで移動して対応する．

対応4　安全な技術を用いて回避する

暴力発生時には，非暴力的で安全な技術を用いて回避する．ここでいう非暴力的というのは，用いる技術が暴力行為者に痛みや危険を与えず，ケガを負わせない技術のことを意味する．暴力への対応では，行為者と看護職員自身の両者の安全確保が重要である．攻撃を受けたときにのみ，受け身をとる，あるいは非暴力的な技術を用いて回避する．職員が身をていして対峙し，暴れている

患者を制圧あるいは抑制するための技術ではない．暴力行為者側も無理やり抑えつけられなければ，激しく抵抗しないことも多い．制圧・抑制のための技術を暴力の対応と捉えるのは大変危険なことである．理念を伴わない技術は，看護職員自身の独自の判断に委ねられ，技術を重視する傾向の職員においては，誤った用い方となる危険性を秘めている．突発的な暴力の発生において，非暴力的かつ安全な技術を用いるために，発生頻度のリスクの高い職場の職員はトレーニングを受けることが必要である．

対応5　暴言発生時は，会話を最小限にとどめ，エスカレートさせない

暴言発生時は，会話を最小限にとどめ，エスカレートさせないようにする．揚げ足をとられることのないように語尾をはっきり，言葉を慎重に選び，会話を継続する姿勢から，エスカレートさせない対応に切り替える．枕詞やクッション言葉をつけずに，行為者にスキを与えず，必要最小限の会話にとどめる．看護職員が暴言を聞き続ける対応をとると，行為者はよりエスカレートするので，一言で返す対応はするが，それ以上の会話はしない．

対応6　応援要請を行い，複数人で対応する

暴力の対応は，原則，複数対応である．暴力の種類を問わず，身体的暴力，精神的暴力，セクシュアルハラスメントの発生時に，複数人で対応することで，行為者と被害者との1対1の対立構造から，攻撃力の分散を図る．複数人で対応することで，より看護職員の身の安全が高まる．暴力の対応マニュアルに，原則，複数対応と記載があれば，責任感の強い職員が1人で頑張りすぎずに応援要請を行いやすくなる．1人で対応している職員を見たら，他の職員がスムースに応援に入れるようになる．

対応7　NOの明確な意思を言葉や態度で伝える

暴力を受けたときには，NOの意思を言葉や態度で明確に伝える．セクシュアルハラスメントを受けても，曖昧に受け流しているだけでは，行為者に明確な拒否の意思が伝わらず，容認したと思われる．不当な要求に対して，できないと伝えるなど，行為者に容認していると誤解を受けないように明確な意思を伝える．ただし，より身の危険が発生する場合には，明確な意思表明を避け，対応1で示したように，速やかに離れる，逃げる対応をする．

表3-1　訪問看護師の被害事例と報告後の組織的対応

被害事例	報告後の組織的対応
・「二度と来るな」「バカヤロー」などの暴言を繰り返し受ける.	・管理者が訪問担当を変更した.
・ケアを嫌がり, 腕をつねったり, 物を投げたりする.	・無理にケア実施をせず, カルテには「本人拒否のためケアできず」と記入することで対応を統一した. ・応援を要請し, 男性職員, ケアマネージャーが訪問することになった. 主治医に連絡した.
・「素手で陰部を触ってほしい」と言われ, ゴム手袋を使用する意味を説明するが拒否する. ・「やめて下さい」と言っても, 無理やり胸を触ろうとするため逃げる.	・管理者が利用者に説明し, ゴム手袋を使用しケアを継続することになった. ・管理者が利用者の家族に電話をし, 「こういうことがあると訪問できない」ことを伝え, 被害者は訪問しないことになった.

対応 8　**暴言発生時は, 時間を決めて対応する**

　エスカレーションを防止するために, 暴言発生時は時間を決めて対応する. 暴言が続く場合には, 3つの「変える」を使う. 時間を変える, 場所を変える, 人を変える, で対応する. 時間を変えるというのは, 時間を切る（区切る）ことである.

d.　被害発生後の組織的対応

　被害発生後の組織的対応として, ①行為者からの切り離し（担当の変更あるいは強制退院）, ②行為者の行為を止めさせる（管理者による注意・警告）, ③発生時の対応をチームで統一する, ④応援要請や関係機関に連絡する, があげられる. 訪問看護師の被害事例と組織的対応を示した（表3-1）. 訪問看護事業所は小規模事業所が多く, 暴力被害の報告を受けて管理者が1人で対応していることや直接対応をする管理者への支援体制がないことが課題である.

③.2　被害者への支援

a.　被害者が求める支援

医療機関における暴力対策の実態調査をした結果, 最も実施率が低かった対

表 3-2 医療機関における暴力対策の実施率

	実施		未実施		わからない	
	n	%	n	%	n	%
暴力対応マニュアルの作成	136	57.9	62	26.4	37	15.7
暴力に関するポスターの掲示	78	33.3	118	50.4	38	16.2
暴力対応のため職員研修実施	73	31.2	141	60.3	20	8.5
警察 OB の雇用	64	27.1	160	67.8	12	5.1
暴力発生現場に急行する担当者, 部署の設置	117	50.2	78	33.5	38	16.3
暴力発生後の対応をする担当者, 設置	119	50.6	72	30.6	44	18.7
暴力事例発生時の警察への通報体制	145	62.5	40	17.2	47	20.3
身体的暴力発生後の医療機関受診・カルテ作成	107	45.7	43	18.4	84	35.9
暴力発生事例の記録	126	53.4	39	16.5	71	30.1
暴力発生後の事例検討会	60	25.6	94	40.2	80	34.2
被害者への心理的ケアをする体制	57	24.2	90	38.1	89	37.7
弁護士に相談する体制	80	33.9	51	21.6	105	44.5

策が「被害者への心理的ケアをする体制」であった[3]（表 3-2）．被害者が求める支援について，生の声を紹介する．

「暴力行為を起こした患者は早急に退院させてほしかった.」

「話を聞いてくれる人や環境がほしかった.」

「救急車の音がすると思いだし怖かった. しばらく勤務から離れたかった.」

「患者が急変し植物状態に. 対応に問題がなかったと, 師長がすぐに声をかけてくれて救われた.」

b. 二次被害を防止する

　暴力を受けて傷つくことは理解しやすいが，被害後に管理者や同僚の言葉で被害者が傷つくことがある．患者や家族からの暴力を一次被害といい，暴力被害後に被害者が管理者や同僚からさらに傷つけられることを二次被害という．

　暴力防止研修を受講した病院職員に 2 カ月後に行った調査において，二次被

害防止のための対応の正解率は 46.2〜100％と高いことが示された[4]. このこと
から, 教育により二次被害防止に関する正しい知識をもつことができることが
わかっている. 二次被害防止のためのポイント (表 3-3) を理解し, NG ワード

表 3-3　二次被害防止のためのポイント

・被害者の身体的・精神的ケアを優先し, 性急な原因追求をしない
・誰でも恐怖心を抱えた状態で適切な判断や対応が十分にできないことを
　理解し, 被害者の対応が適切でなかったとしても責めない
・自分の解釈を加えず, 価値観・指導・助言の押しつけはしない
・見た目の傷害の程度で暴力の影響を判断しない
・被害者を心配していること, 大切に思っていることを伝える

表 3-4　二次被害防止のためのタイプ別 NG ワード

タイプ	NG ワード例
原因追及型	「なぜ, 暴力が発生したのか」 「なぜ, 患者を怒らせたのか」
責任追及型	「あなたにも問題がある」 「○○をしていたら防ぐことができた」
対応批判型	「なぜ, 応援を呼ばなかったのか」 「もっと適切な対応がある」
責任回避型	「誰もが経験していることだから」 「もっと酷い暴力を受けても皆立ち直っているから」 「運が悪かっただけだから」

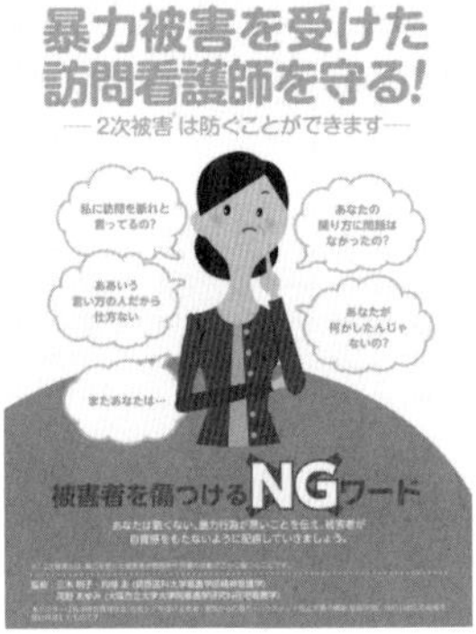

図 3-3　訪問看護事業所用の暴力防止
啓発ポスター 2 (文献[2] より)

（表3-4）を使わずに被害者に対応することが重要である．訪問看護事業所において，活用できるポスターもある（図3-3）．

c. 被害者を理解し支援する

暴力を受けた看護職員の急性ストレス反応は，複雑かつ多様である．悔しさや惨めさを感じ，患者や家族への不信や嫌悪を感じていることもある．自分の対応が悪かったのではないか，なぜもっとうまく対応できなかったのかと，自分に対する怒りと無力感を抱えていたり，管理者や同僚に迷惑をかけたくないという思いがあったりして，混乱している．さらに，眠れない，食べられない，音に敏感になる，被害を受けたときの光景を思い出す，あるいはまったく思い出せないなど，様々な症状に苦しむことがある．一方，被害直後は現実感がわかず，それほど辛くなくても，時間の経過とともに怒りの感情がわいてきたり，やる気が起きなくなったり，感情をうまくコントロールできないこともある．些細な刺激に過剰に反応することもある．

身体的暴力を受けた際，優先すべきは怪我の手当で，医療機関の受診が必要である．業務時間に受けたあらゆる暴力は，労働災害の適用になるので，証拠保全をする．また，精神的暴力やセクシュアルハラスメントを受けたのであれば，管理者や同僚は，「気持ちを察して見守る」「そっとしておく」のではなく，被害者を孤立させないことが大切である．できるだけ早く安全を確保し，安心であるというメッセージを伝え，受容的・共感的態度で接する．

被害者が，勇気づけられた言葉もある．それは，「あなたは何も悪くない」「間違っていない」である（表3-5）．これらのメッセージは，被害者の自責感を和らげさせる．管理者は事後対応として，被害者に事実の確認をしないといけな

表3-5　管理者のための被害者への事後対応の手順

1) 「あなたは何も悪くない」あるいは「あなたの対応は間違っていない」と伝える
2) 「あなたのことが心配です」と伝える
3) 「何があったか，教えて下さい」と被害の事実を確認する
　 必要時，「話せる（思い出した）ことから，話して下さい」と伝える
4) 「あなたの話を聞いて，私は○○をしようと思います」と暴力の再発防止のための対応方法を伝える
5) 「あなたの希望を教えて下さい」と就業上の配慮（職場調整）について確認する

い. 文頭を「なぜ（Why）」から始めるのではなく,「何（What）」に変更する.
「何があったか, 教えて下さい」と事実を確認する. そのときに,「話せるところからでいいので, 話して下さい」と伝えることが配慮のポイントである. 被害者の中には, その場面の記憶を思い出せない人もいるので, 配慮を要する.

　また, 管理者の認識を調査したところ, 認識が不足していると考えられる内容は,「具体的な職場調整を提案する」や「必要時に専門機関を紹介する」という対応であった[5]. 突発的な暴力事故が生じたときに, 緊急の心のケアを受けることができるように, 職場内の責任者やスタッフ, 病院外の専門家との連絡体制や手順を整えておくことが大切である. 被害者に不適切に対応することは, 職員の仕事への意欲を減退させ, 組織への信頼を失うことになる. 被害者が必要とする支援体制づくりを目指す必要がある.

(3.3) 日常的な惨事ストレスケア

　ここでは暴力以外の惨事ストレスに対する日常的なストレスケアについてまとめる.

a.　患者の自殺に遭遇した看護職員への惨事ストレスケア

　看護師が惨事ストレスに遭遇すると, 強いショックや驚愕, 感情の麻痺, 自責感, 怒り, 不安, 抑うつ感, 孤独感, 自尊心や自信の喪失などの情緒的反応, 回避, 感情の麻痺, 合理化, 正当化などの防衛的反応が認められる[6]. このとき看護師には,「冷静沈着」「強くてやさしい」「いつも笑顔」「弱音をはかない」「完璧である」といった職業意識や社会的役割期待から, 自らの体験を語れない, 語りづらいといったことが起こりうる[6].

　ここでは自殺の第一発見者となった看護職員の心情を理解するために, 実際の声を紹介する.「患者さんの変化をもっと気づくことができればよかった」「自分の言葉が追い込んでしまったのではないか」「かかわり方が悪かったのではないか」「なぜ自分の勤務帯で自殺が起こったのか」「自殺のことには触れられたくない」「患者が自殺しても, 医師・師長・同僚が責めずにいてくれて嬉しかった」など, 複雑な心情を抱えている.

　ではどのような支援が必要だろうか.「生前はあなたがいちばんかかわっていたので，そのときは患者さんも嬉しかったんじゃないかな」「変化があったとしても，自殺を予測することは難しい」「みんなつらいけれど，特につらいのはあなただね」などが，言われてありがたかった言葉である[7].　これらの言葉は，自殺の原因追及や発見後の対応批判ではなく，自殺に遭遇した看護職員の心情を汲み取った配慮のある言葉と受け取ることができ，これまでの患者へのケアやかかわりを肯定し認めてもらったと感じるためではないだろうか.

　グループでのデブリーフィングでは，「誰の責任でもない」「その日の人だけの責任ではない.　今後どうしていくことが適切かを考えましょう」という言葉や，管理者が対応し家族と向きあう時間を必要最小限になるよう配慮してくれたことをありがたいと感じていた[7].　グリーフケア後に，「苦しさが軽くなった」「明日も現場に出ようと思えた」「また同じようなことが起こったらどうしようという不安が軽くなった」「1人になりたい，放っておいてほしいという気持ちがほとんど解消した」といった変化を認めている[7].

　看護職員に対し，患者の自殺後に何らかの惨事ストレスケアが行われたケースは極めて少ない.　管理者が面接をすることはあるが，専門家や専門チームによる対応はほとんどない.　ある病院では，患者の自殺に遭遇した病棟スタッフに対し，緊急支援チームが発足し，心理教育，デブリーフィング，ストレスチェックによるセルフモニタリングを実施した[8].　デブリーフィングは従来の「サイコロジカル・デブリーフィング」を簡略化し，感情表出を主眼に置かず，起きた出来事を共有することに主眼を置いた事実重視型のデブリーフィングであった.　メンバー同士のピアサポートや連帯感獲得を図れるというグループアプローチの長所を残しつつ，個人への情緒的侵襲性を低く設定することができ，有益な方法であったとしている[8].

　高度実践看護師のためのテキスト[6]には，「看護師の心的外傷性ストレス反応への介入について」でデブリーフィングセッションが紹介されている.　また，精神科と救急救命のノウハウを集約した書籍でも，グループでのデブリーフィングの進め方が紹介されている[7].　ある大学病院では，精神科医を中心としたリエゾンチームが，自殺を目撃したあるいは暴力を受けた看護職員のメンタルケアを実施している.　このように，惨事ストレスが発生した際には，緊急支援

チームを発足させる，現場でデブリーフィングミーティングを実施しているケ
ースがあるものの，惨事ストレスが発生した場合に備えて，介入できるリエゾ
ンチームなどを組織化しておくことが望ましい．

b.　医療事故の当事者となった被害者へのケア

　日常的な業務の中で，発見が遅れれば患者が死亡することや後遺症を残すこ
とがあり，その最初の目撃者になる可能性が高いのが看護職員である．「患者が
急変し植物状態になった際，『対応に問題がなかった』と，管理者がすぐに声を
かけてくれて救われた」という看護職員の声もある．また，医療事故の当事者
となることもある．患者を第1の被害者と呼ぶが，医療事故によって傷を負っ
た医療従事者を第2の被害者（Second Victim）と呼ぶ．Second Victim は，医
療事故に対する罪悪感や精神的苦悩を抱き，抑うつや睡眠障害，PTSD のよう
な症状を呈する[9]．患者に影響を及ぼさないニアミスでも，当事者は Second
Victim になりうるため，すべての医療事故を起こした医療従事者に支援が必要
である．仲間からのサポート，建設的なフィードバックを受けることで，医療
事故の場面においても，外傷後成長（Posttraumatic Growth）を認めるといわ
れている．医師は医療事故や医療過誤の訴訟，同僚の死や多くの外傷者のケア
が大きなストレスとなるため，その解決に向けて，1つの病院から始まったピ
アサポートプログラムが，世界25カ国へと展開されている[10]．この論文ではピ
アサポーターとしての，具体的な会話例が示されているので，看護職員にも参
考になる．日本でも看護職員のための惨事ストレスに関するピア教育，ピアサ
ポーターの養成コースがあるとよいと考えている．

c.　おわりに

　2020年5月21日，国際看護師協会（ICN）は，新型コロナウイルス感染の
拡大を受け，看護師ら医療従事者が暴力や暴言の被害を受けたりする例が報告
されているとして，各国で防止策をとるように求めた．看護師が感染を地域社
会で広げていると恐れられ，通勤途中に漂白剤や熱いコーヒーを浴びせられた
などの例がある．
　命の危険にさらされながら，看護職員はその使命を果たそうと努力をしてい

るが，日本でも身近の例をあげれば，保育園で子どもを預かってもらえない，妊婦として不安を抱えながら働いている，コロナ関連の症状で入院あるいは自宅待機中などの例がある．本稿執筆現在，有事の状態が今なお続いているが，病院や職員に対する差別，人権侵害，風評被害も根強くある．この緊急事態を乗り切るためには，周囲の看護職員に対する感謝，尊敬，労いが何より支えになる．今は，互いへの配慮と声かけを忘れずに，自分自身と仲間と患者の命を守りながら，チーム一丸となって，心は密にして突き進む時期である．収束後には看護職員の惨事ストレスケアが重要であることを皆が認識し，惨事ストレス対策が推進されることを心より願う．

引用文献

1) 公益社団法人兵庫県看護協会：訪問看護師・訪問看護員が受ける暴力等対策マニュアル．https://www.hna.or.jp/for_nurses/n_visiting_nursing/against_violence/entry-1526.html（2020年6月12日閲覧）
2) 訪問看護事業所用の暴力防止啓発ポスター．https://www.miki-kmu.com/からダウンロード可能（2020年6月12日閲覧）
3) 小野郁美ほか：医療安全研修会での院内暴力対策に関する実態調査．第89回日本産業衛生学会，408，2016．
4) 石橋寧子・三木明子：暴力被害者への二次被害防止のための病院職員による対応—2か月後の職員教育の効果の検討．日本看護学会論文集 精神看護，41: 81-83，2011．
5) 三木明子ほか：患者暴力や二次被害に関する看護管理者の認識．日本看護学会論文集 看護管理，41: 227-230，2011．
6) 福田紀子：看護師の心的外傷性ストレス反応への介入について．精神看護スペシャリストに必要な理論と技法（日本専門看護師協議会（監），宇佐美しおり・野末聖香（編）），pp.332-334，日本看護協会出版会，2009．
7) 中村　創・三上剛人：精神科ならではのファーストエイド—搬送時サマリー実例付 pp.120-129，医学書院，2018．
8) 森光玲雄・御子柴敬子：医療機関における緊急支援の一例—患者の自死に遭遇した病棟スタッフに対する心理的支援．産業衛生学雑誌，55(3): 107-110，2013．
9) Wu A. W. and Steckelberg R. C.：Medical error, incident investigation and the second victim: doing better but feeling worse? *BMJ Quality and Safety*, 21(4): 267-270, 2012.
10) Shapiro J. and Galowitz P.：Peer support for clinicians: a programmatic approach. *Academic Medicine*, 91(9): 1200-1204, 2016.

第4章
被災した看護職・救援看護職のストレス

山﨑達枝

　災害発生直後は,「救命第一」に考え生存者の救助と外傷に対する外科的な治療と看護が行われ,その次に慢性疾患に対する内科的な治療と看護が行われる.こころの傷への看護は最終的となり,過小評価されがちである.こころの傷が過小評価されるその背景に,「辛いことや悲しいことなどを表に見せないのが美徳」とされていた我が国の慣習があったからではないかと推察される.

　救援活動をした人々が帰還すると,「眠れない」「イライラする」「働く意欲がわかない」「頭痛」「胃痛」「物忘れ」などの身体面や感情面,行動面,認知面に変化をもたらしていたことが明らかになっている[1].このように災害では救援者も活動を通して精神的影響を受けることが理解されるようになり,救援者の受ける心理的影響について災害関係の学会や心理学会などで発表されるようになった.看護界でも,目に見えないこころの傷の看護が重要な課題に位置づけられるようになり,後に発生した新潟県中越地震や東日本大震災などの大災害後では「こころのケア」が大切と,誰もが語るようになった.

4.1 被災地での看護活動

a. 求められる看護職としての活動

　筆者はこれまでの経験に基づき以下のように,災害看護について提唱している.「刻々と変化する状況の中で被災者に必要とされる医療と看護を,その専門知識を用いて提供することであり,能力を最大限に活かして被災者・被災地域のために働くことである.したがって,被災直後の災害救急医療から精神看護・感染症対策・保健指導まで広範囲にわたり,災害急性期における被災者・被災

地域への援助だけでなく，災害サイクルすべてが災害看護の対象となる．また，病院という場のみならず，避難所・福祉避難所・在宅などすべての場所に関わり，被災した人々の命と暮らしを守り，立ち直りを支援し，地域の復旧・復興を構成することが看護職の役割である．」

b. 救援活動中に受ける惨事ストレス

　一般市民は医療従事者である看護職に対し，「どのような状況下でも活動するための訓練と心構えはできている」と思っており，救援活動への期待は大きい．しかし，ライフラインや救急システムが機能している平時の状況下での日常の業務とは違い，災害発生後は劣悪な状況下での活動となる．非日常の中，人・物・時間が限られたもとで多数発生する傷病者を対象に，時間も傷病者数や重症度も予測できない不安の中で，医療救護活動が行われる．したがって，被災地の救援者は，様々なストレスを経験することになり，その結果，睡眠不足，食欲不振，イライラ，そのときの辛いことを思い出す（フラッシュバック）などの症状が出現する．

　大規模な災害で救援者が体験する惨事ストレスには，次のような状況下での活動が要因となる．悲惨な状況の遺体を扱う，時には死体や死臭の中での活動が求められる．災害特有の損傷の激しい遺体は見る者の目を覆うような状態で，それは医療施設内での病気の死と違い，手が片方ないなど無傷ではない．突然家族から遺族となる人々を目の前にして，活動しなければならない．とくに子どもの遺体を目の前にしたとき，その遺体が我が子と同じ年齢である場合，逆に，子どもが遺され孤児や遺児となったとき，その辛さはたとえようがない．建物などの下敷きになり，救出するためには，下敷きになった部位の切断をしなければならない．被災者（患者）の予後が悪いだろうと思われる（察する）ときや，被災者が肉親であったり友人であったりすることがある．また，救援者が活動中に怪我をするなど，二次災害に巻き込まれ殉職者が出ることもある．救急なら助けられたはずなのにと，十分な成果が得られない．家族の写真など愛着のある大切なものがヘドロや海水に浸かる．自然災害被災地は広範囲に広がり，当たり前の生活が突然奪われる，悲嘆と喪失が同時にくるのが災害である．

　救急の場で100回救急患者の対応をした経験のある看護職は少なくはない．しかし，100回災害を体験した看護職はいない．これまでに経験したことがない状況を目の前にすることで，活動中に救援者が受けるストレスには次の3つのレベルがある．

　第1のレベルは，外傷的ストレスであり，トラウマ反応を生じさせる危機的なストレスである．例えば，同僚の死など自他の生命の危険や自己の負傷，二次災害の危険性のある中での活動，悲惨な被災現場の目撃，トリアージをする責任の重さと黒タグ（トリアージ優先度：第4順位．死亡群，治療・搬送待機群．疾病状況として生命の徴候がない）を装着する心の負担，入院患者などを置き去りにして退避した経験，要配慮者の困難な救助，目を覆うような遺体とのかかわり，被災者からの辛い体験を聞くなどである．

　第2のレベルは，累積的ストレスであり，休息がとれない，食事も十分得られないなど，劣悪な環境下での長時間活動による蓄積されたストレスである．救助活動の困難，使命感によるプレッシャー，役割に対する使命感と現実の狭間での葛藤，被災者やマスメディアからの批判や非難などである．

　第3のレベルは，基本的ストレスであり，人間関係により生じるストレスである．非日常的な環境下での長時間に及ぶ救援活動と日々不自由な生活を強いられることによる疲労，睡眠や休息が適切にとれない，心身の限界に達し疲弊が蓄積したことで心に余裕がなくなり，チーム内での人間関係の問題，役割の不明確感などの問題が生じてくることである．

4.2 被災地外救援者と被災地内救援者

　被災地で活動する救援者には，被災地外からの救援者と被災地内にいた救援者の2通りがある．あわせて，救援活動に行けなかった待機救援者のストレスについての学びも深めたい．

a. 被災地外救援者

　筆者は，「災害発生直後に，被災地域外から被災を受けた地域に出向き，あるいは派遣され，一定期間「被災者」および「被災地域」の救援活動に従事する

者を「被災地外救援者」と定義している.

　災害の定義について,世界保健機関(WHO)のS. W. A. Gunnは「人間とそ
れを取り巻く環境,生態系の巨大な破壊,重大かつ急激な発生のために,その
対策に非常な努力を要したり,外部からの援助を必要とするほどの大規模な非
常事態である」と定義している[2].つまり,地震が発生してもその地域で対応
できるなら災害ではなく,「地震が発生した」だけである.多数の死傷者が発生
し,外からの救援が必要とされるような被害が大きいときに「災害」と呼ばれ
ると理解できる.

　救援活動の際には,原則として被災地からの要請を受けて,被災地内で活動
する.したがって一定期間内の活動であり,活動期間が終了するとともに帰還
することになる.救援者のチームとしては,DMAT(Disaster Medical Assis-
tance Team,災害派遣医療チーム)や日本看護協会に登録した災害支援ナース
などのチームがある.DMATは現場にすぐ駆けつけることのできる機動性のあ
る医療チームであり,主に災害現場(救出現場)や医療施設で活動する.災害
支援ナースは,47都道府県看護協会に登録された看護職であり,被災した医療
機関や社会福祉施設,避難所(福祉避難所)などで支援活動するチームである.
ほかにDPAT(Disaster Psychiatric Assistance Team,災害派遣精神医療チー
ム)があり,いずれも救援活動をするために専門的に教育を受けた医療従事者
である.また,NPO法人(Nonprofit Organization,特定非営利活動法人)で
ある団体や一般ボランティアなどがある.ボランティアは専門職としての知識
を活かすプロフェッショナルボランティアと,その他の一般ボランティアにわ
けられる.

　活動後帰還した看護職から,「私,被災地で何にもできませんでした,行った
意味があったのでしょうか」という言葉が聞かれた.それでは,「具体的にどの
ような活動をしてきたのか」と問うと,「被災者の傍でただお話を聞くことしか
できなかったです」と答える看護職が多い.私たち看護職は,被災者(患者)
に対して何らかの行動を起こすことで,その役割を果たしたと考えがちである.
例えば,○人の外傷者の処置介助を行った,○人の患者に点滴を行ったなど,
とかく目に見える行動を起こしたことで看護業務を行ったと思い,達成感をも
つ.日常の看護の中で患者から話を聞くことは自然に行っていることで,被災

地に赴き，話を聞くことがどれだけ被災者にとって大切なことかはなかなか思い至らないようである．職業的意識から看護ケアによる達成感が感じられないと，マイナスの心理的影響につながる．そもそも普段の医療施設とは違う，災害発生後の被災地での活動である．二次災害に巻き込まれず，怪我なく，病気もせずに帰還できたなら，その活動は良かったと評価してよいと筆者は思っている．

　東日本大震災の被災者間では「あの人はお子さん 3 人よ」「あの人は家族，親戚 8 人ですってよ」という会話があった．その言葉の人数は亡くなった人の数である．となると大切な母親を亡くしても，死者が 1 人では他者にそのことを語ることができないことになる．避難所で生活をしている人々は，九死に一生を得た生命危機ストレスを体験をしている人ばかりである．人々の中には，より酷い目に遭っている人もいる．亡くなった人が 1 人だと誰も聞く耳をもたない，親身になって耳を傾けない．したがって避難所で声を殺して泣くことすらできない．笑うこともできない．このように感情を抑え我慢していると，自然と心が麻痺してくる．悲劇の連鎖が続くのである．喪失した数や辛さの度合，つまり重さの比較である．これは「下方比較」といわれる．松井[3] は下方比較について，「『自分より不幸な人がいたら，自分は悲しんではいけない』という方向に働いてました」と記述している．このようなとき被災者は，外部からの救援者に話すことにより，被災者は「来てくれた」「私は忘れられていない」「一人ではない，人とつながっている，孤独ではない」と理解できる．救援者が被災者の話を親身になって聴くことは，被災者の生きる希望を高める効果をもつと考えられる．

　突然の辛い出来事に遭遇したとき被災者は，言葉をかけられることとともに，「他人が傍にいてくれるだけで安心する」「悲しみを受け止めてくれる人がいる」ということだけでも心が救われる．被災者が「辛い話を聞いてくれる人がいる」「泣く場所がある」「時には笑ってもよい」という感情の表現ができるよう，救援者は安全で安心できる場所を選び，被災者から話を聴く，被災者に寄り添うこと，そのようなかかわりをもち続けることが重要である．

b. 被災地外救援者による支援

そこで被災者支援について4つのポイントを紹介する.

第1のポイントは,傍にいることである.このときには過去に同じような体験をした人が傍にいると気持ちがわかりあえることから,話しやすい環境となり,コミュニケーションもとりやすくなる.肩にそっと手を置くだけでもよい.人の手のぬくもりや暖かさが被災者の心の安堵・安らぎにつながっていく.

第2のポイントは,被災者の語ることに耳を傾けることである.誰かに話を聞いてほしいと,被災者は同じ話を何度でも繰り返し話すことがある.時には話したことを覚えていないが,そのうち「前にお話ししましたね」と思い出す.そのときには「前に聞きましたよ」と言わずに,何度でもじっくり耳を傾け聴くことが重要である.

第3のポイントは,手を動かすことである.自分の言葉で,否定的でなく前向きかつ肯定的な文章を書くこと,例えば日記を書くことである.この書く作業により,心の整理にもつながり,客観的に自分自身の気持ちを見つめることができるようになる.救援者が活動報告書を記載することも,書くことが心の整理につながる.

第4のポイントは,足を動かす,散歩することである.静かな場所を選び散歩することは,気分転換につながり重要なことである.可能なら気候のよい朝に散歩するとよい.また,体操・ストレッチを行うことも気分転換を図る以外に筋力低下を防ぐことにもつながる.

被災地外救援者が注意すべきポイントとして,筆者は短距離ランナーとマラソンランナーにたとえ,外部救援者は短距離ランナーで被災者は長距離ランナーであると,その違いを説明している.

地域外救援者は,派遣期間が短く限られている.したがって何とか役に立ちたいと救援に来て短期間に自分自身の中で達成感を得ようと,気持ちは高揚(ハイテンション)し,不眠不休は当たり前と張り切り,積極的に被災者にかかわり,より結果を求める傾向にある.しかし,被災者は被災による心身の傷や今後の生活の問題など深刻化した辛い状況下で苦しんでいる.救援者が積極的にかかわることで,逆に反感をかい,短期間では信頼関係もできずに,本音を救援者に語ろうとしない.また,被災者同士では拠りどころとなり,クッション

となる余裕もないことから，互いの些細な言葉に傷つきやすい．さらに，避難所という身の置きどころに苦労する狭い空間では，他人の何気ない振舞いにさえ，傷つけられる．被災者は時間をかけて少しずつ，時には休みながら前に進んでいくのである．それに対し救援者が，思うように被災者は動いてくれないなどともどかしさを感じ，意思疎通も上手くいかない．こうした結果，支援活動の効果が感じられないと，救援者のストレスにつながる．とくに，看護職は，常に保健医療福祉の専門家・実践家として被災者との視点で看護を実践し，社会資源としての役割を遂行している．その気持ちが強すぎて，被災地で看護の視点からものを言いすぎると，指導的となり，時には上から目線，あるいは威圧的であるなどと誤解されやすいので注意することが必要である．救援者は独りよがりになってはいけない．被災者の声を聴き，思いを察し，尊重する真摯な態度でかかわることが求められる．被災地で看護職の専門性を活かすには，看護者の役割と被災者のニーズを察知・理解し調和を図ることが重要となる．被災者の気持ちや生活を置き去りにしてはならない．

鷲田[4]は，被災者へのかかわりとして，「傾聴する」「共感する」ことが重要と説明しているが，「傾聴する」ことは思うほどたやすいことではないと強調している．看護者は日常業務の中で患者に説明することが多い．例えば検査を受ける際の注意事項や薬の飲み方など多くのことを，時間的な制約のある中で患者に説明することから，一方的に説明し同意させる傾向にある．人は，辛いときには，話す意欲もわかない．平時の病院と同様に「お役に立ちたいのでなんでも話してください」と救援者が突然語りかけても，被災者は簡単に口を開かないものである．日常業務のように積極的に話しかけず，被災者が重い口を開くまでじっと傍で待つことが，被災者に寄り添うケアとして重要である．

小西[5]は，「何も答えられず，何も助けることができず，力づけることができないとき，それでも人が悩みを理解しようとして一緒にいてくれるだけで，人はひとりぼっちではない，と感じることができる．ともにいることは援助の最初の一歩であり，最後の砦である」と記述している．つまり，語ることよりも傍らに居つづけることが大事であると理解できる．

このように，救援者である看護者は，こころのケアとして，被災者が孤立しないようあたたかく見守ることが，ストレスから被災者を守るために看護職が

できる第一歩と理解しておくことが重要である.

c.　被災地内救援者のストレス

被災地域に居住し,災害発生後は職務の一環として,災害時に発生する特別な看護ケア・救援の役割を担わなければならない.救援者としての立場であるが被災者でもあり,「二重の被災者」といえる.災害は誰の身にも降りかかる.「救援者」と「被災者」の区別なしに救援を期待される専門職業人にも,命と暮らしがあることは同じである.看護者は看護教育の中で,「笑顔にまさる化粧なし」と,患者の前ではいつも笑顔でいるようにと,教育を受けてきた.地域住民のためにとの義務感から職業意識が先行し,被災看護者自身が「自分は被災している」という自覚をもちにくく,自ら被災していることを隠す傾向にある.これが大きなストレスになりやすい.

東日本大震災で被災した看護師が「私は24時間いつも看護師でした」と語った事例を紹介する.

> 「自宅が全壊し避難所から職場に通勤しました.避難所で体調の優れない人が出て関わったところ『看護師さんですね』と言われ,その後は何かあるとすぐに『看護師さん来てください』と言われ,24時間看護師をしていました.」

災害発生によって医療施設に生じる混乱を表4-1にまとめた.

災害医療の基本コンセプトはCSCATTTといわれている[6].CSCAは医療管理項目であり,CはCommand and Control（指揮統制）,SはSafety（安全）,

表4-1　災害発生による医療施設の混乱

1）災害による医療システムの破壊と診療機能の低下
2）多数傷病者の集中
3）情報通信の混乱
4）指揮命令系統の混乱
5）診療材料の枯渇,診療体制・環境の悪化
6）設備備品の故障・散乱
7）医療従事者の絶対的不足
8）建築構造物の被害
9）マスメディアの取材
10）安否情報の問い合わせ

C は Communication（情報伝達），A は Assessment（評価）である．救援活動を円滑に行うには，まず医療管理項目を確立させることである．TTT は Triage（トリアージ），Treatment（治療），Transport（搬送）であり，医療支援項目である．

これまでの地震などの災害では，発生と同時にライフラインが途絶えている．医療施設では，重症患者に使う重要な医療機器や通信器具などは，ほとんど電気に頼っている．医療機関が被災することにより，当然医療対応能力は低下し，情報も入りにくく，患者の転送も困難となり，医療システムは崩壊し，環境が悪化する．また，ほとんどの物は倒れ落下，散乱により診療材料は枯渇し，薬品や資材の補給がない，制約された物品，慣れない中での活動から，職員も怪我をすることもある．医療従事者の絶対的不足の中で救援業務をしなければならない．人的被害は増加し施設内外を問わず傷病者の発生により，許容範囲を超えた大多数の患者が発生する．多数傷病者の受け入れ態勢を瞬時に整えなければならない．対策本部を設置し，医療救護体制・指揮命令系統の確立，職員と患者の安否確認と安全の確保，職員の確保のために臨時招集，傷病者を受け入れられるように，臨時病床の確保，他医療機関との連携・後方搬送，通信の確保などが同時に求められる．

東日本大震災発生後，被災地のニュースではライフラインの途絶により，寒さで病院に灯と暖を求めて，医療施設内に避難してきたという．病院を避難所化してはならないが，そのための説明をする人の確保も必要となり，早急に避難所の確保も必要となった．

過去の地震災害では，東日本大震災を除きほとんど管理職の不在と思われる時間帯に発生している．管理職の不在時でも，暫定的に対策本部を立ち上げ指揮命令系統を一本化し，安全の確保・速やかな情報提供，情報に基づいた評価が重要である．

また，直後から，支援チームが次から次へと応援に入るようになる．時には事前連絡もなく救援に入るチームや，医療者以外の職種も入るなど，多職種との連携が求められ，その対応に追われるなど医療施設の混乱は，順番に問題が発生するのではなく，同時に発生するものである．また取材を受けるなど，予想もしないことも発生しパニックに陥りやすい．

d. 被災看護職のストレスに関するデータ

筆者らは，2011年6月に東日本大震災後の被災看護職のストレスについて岩手県・宮城県の被災看護職を対象に調査を行った．調査対象者は407名である．その結果，知人や友人が亡くなった・行方不明者40%，家が流された・親戚が亡くなった者は30%，とくに被害はなかった者が20%であった．この調査結果から，8割の看護職は何らかの被災を受けながらも医療活動をしていたことがわかる．

さらに，翌年の2012年9月に，福島県の被災看護職401名を対象に同様の調査を行った．原発の影響を考慮して自主的に避難した者は33.8%，避難所で生活した者は28.0%，家族と別れて居住することになった者は27.7%，とくに被害はなかった者は26.2%であった．岩手・宮城県と同様に回答者の8割が何らかの被害を受けながらも，喪失や悲嘆に向きあうことを後回しにして医療活動をしていた．宮地[7]は，被災しながらの支援は，体力や気力を消耗させるが，同時に自己コントロール感や自己効力感を取り戻し，喪失感や無力感，罪悪感に襲われることから自分を守ることができる．ただ，気力が続かなくなったとき，棚上げした過去が一気に押し寄せてきて，激しい喪失反応や遅発性のトラウマをもたらすことになると指摘している．東日本大震災発生時，病院で勤務していた看護師は「家に電話をしたがつながらなかった．携帯電話がオンになっていると気になって仕方がないので，家族は死んだものと思って電源をオフにした．後で家族が無事だと分かった時，家族に申し訳ない気持ちで一杯で涙があふれた」と語った．

松井[3]が行った看護職員や報道関係者，消防，公務員，一般企業を対象にした調査結果では，惨事ストレスを示すIES-R-J（改訂出来事インパクト尺度日本語版）のハイリスク率は，消防では15%台，ほかでは2割台，看護職では3割を超えていた．福島県の看護職は被災後1年半たった時点でもハイリスク率4割（38%）であると報告されている．原子力発電所の事故がどれほど残酷な災害であるかがわかる．さらに松井は，看護職に対し，惨事ストレスを抱え続けているという事実から，惨事ストレス対策が必須と，看護職の惨事ストレスに警鐘を鳴らしている．

e.　強い職業意識と役割の葛藤

2004 年新潟県中越地震の被災看護師のストレス反応の調査を被災地市内 15
病院 842 名の看護師から質問紙調査を行った[8]．分析の結果，年齢が高いほど，
さらに急性ストレス反応が強いほど，外傷後ストレス反応の「再体験」「回避」
の傾向が強かった．また，自由記述回答では「登院できないことを追及・批判
された」ことに対し辛く感じている看護職が多かった．

2007 年新潟県中越沖地震後[9]・東日本大震災後の岩手・宮城県と福島県の看
護職に勤務で苦労したことについて調査を行った．

新潟県中越沖地震発生 1 カ月後の調査結果[9] によると，体力的にきつかった
65%，人手不足による苦労が増えた 54%，現場で混乱が長く続いた 32% であっ
た．筆者らが行った，2011 年東日本大震災発生後の岩手県・宮城県看護職半年
後の調査結果では，体力的にきつかった 54%，十分な休暇がとれなかった 52
%，現場で混乱が長く続いた 35% であった．さらに同様の内容の調査を翌年
2012 年に福島県の看護職に行ったところ，人手不足による苦労が増えた 61%，
体力的にきつかった 47%，日常業務が多く非常に忙しかった 40% という結果で
あった．

これらの結果から，若干の順位の差はあれど，体力的にきつい，人員不足，
忙しいなど震災の混乱から多忙な状況となり，長時間に及ぶ看護から疲労の蓄
積・疲弊が訴えられていることが理解できる．これらは個人として解決できる
問題でなく，組織が解決すべき問題である．あらためて職場・組織が職員を守
らなければならないという課題が浮き彫りとなったといえる．一日も早く職員
を休ませるべきであり，そのためには，早急に外部からの応援が必要である．

やりがいを感じ天職として選んだ看護師，災害発生後の被災地では被災者で
あるが同時に救援者となり，市民の期待は大きく，今まで以上にその責任や重
圧が重くのしかかる．被災者であることが言えず，救援者となり二重の被災者
ともいえる．時には看護職同士で互いに責めあうなどの問題が発生する．この
背景には看護職自身がもつ職業文化・使命感・職業に対する責任が大きく影響
していると考えられる．

筆者は，「遅れて駆けつけてきた職員を責めてはならない」と機会がある度に
伝えている．それは遅れてきた背景には何かしらの理由があるからである．東

日本大震災被災看護師からの訴えであるが「いつもバス通勤で乗っている時間は 10 分位です. 地震によりバスが不通になった. このことを理由に登院できないと伝えたところ,『歩いて 1 時間以上かけて来る看護師がいるのに, なぜ来られない』と上司から責められました. 登院すると遅く来たことを強く責められました. とても『息子が亡くなった』と言えませんでした.」

　登院できない, または遅く登院したことで, その後職場にいづらくなり退職・離職につながった看護職もいる. 互いに許しあえる職場をふだんからつくっておくことが大切である. また, 災害発生後に惨事ストレスについて研修を開催するのではなく, 普段から惨事ストレスについての研修を行い職員全員が理解すべきである. とくに, 管理職への心理的ケアはスタッフ同様に重要である.

f.　後方待機救援者のストレス

　救援活動に向けて, 研修を受講し, 派遣メンバーとして登録しいつでも派遣の準備はできていたが, 実際には現場に派遣されずに, 待機となることもある. 同じ施設や同職場で複数の登録メンバーがいるような場合,「派遣されなかった」「モチベーションが維持できない」と嘆く声を耳にすることがある. このように職場に残る者のストレスも高い.「現地に救援に行けなかった」「行って支援ができなかった」と罪悪感や無力感を感じる. その際は,「残された」と思うのではなく, 職場に残る者がいるから現場に行ける者がいる. これも重要な後方救援であり, 後方救援も重要な支援であると理解すべきである.

　また, 入院患者の命を守ることは看護職の役割であるが,「自分の命を第一優先に考える」と防災マニュアルなどに明記し, 職員全員に周知すべきである. 患者を助けるために自らの命を失うことは, 美談ではあるが何よりも自分の命を守る行動をとるべきである.

　筆者らが行った東日本大震災の岩手県・宮城県の被災病院の看護職員への調査では以下のような結果が得られた.「この 1 年間で, ありがたいと思ったり, ホッとしたことなど, 職場の同僚や上司からしていただいた何らかのよいことはありましたか」という質問に対し「上司や同僚から心配してもらえた, 労いの言葉をかけられた」との回答が 53%,「身体の具合が思わしくないときに仕事

を代わってもらった」との回答は 17% であった．このように，身体面での負担
に対するケアよりも，心理的なケアの方がよかったと感じることが示された．

　また，福島県の被災病院の看護職員に行った調査では，「人のやさしさや温か
さを感じるようになった」という変化を感じた職員が 59.5% いた．人は誰でも
ストレスからの回復力を備えている．惨事ストレスを経験したからといってそ
れが精神障害に結びつくわけではない．過酷な体験を通じて成長することを
「外傷後成長」という．

　救援業務は重要である．重村[10] は「そもそも，支援者が人々のために働くこ
とは果たして当り前のことなのだろうか．被災しながら救援活動にあたるのは
辛く大きな苦悩である」「支援者のストレスケアは，組織的なメンタルヘルス対
策，そして社会からの敬意・ねぎらい・いたわりという二要素が加わって，は
じめて支援者たちが回復していくのだろう」と記述している．大変な中でよく
頑張ったと自分自身をほめることや，チームメンバーに労いの言葉をかけるこ
と，派遣に快く送ってくれた職場や家族に感謝の気持ちを忘れてはならない．

引用文献

1)　鈴木はる江：第 8 回心身健康アドバイザー特講「心身相関の基礎」講義資料，2013.
2)　平成 17 年度災害医療時の健康危機管理を考える．大橋教良全国保健所長会資料より．
3)　松井　豊：惨事ストレスとは何か―救援者の心を守るために，p.138, 161, 河出書房新社，
　　2019.
4)　鷲田清一：人生はいつもちぐはぐ，p.240, 角川ソフィア文庫，2016.
5)　小西聖子：犯罪被害者の心の傷，p.255, 白水社，2006.
6)　一般社団法人日本集団災害医学会（監）：改訂第 2 版 DMAT 標準テキスト，ヘルス出版，
　　2015.
7)　宮地尚子：震災トラウマと復興ストレス，p.15, 岩波ブックレット No.815, 2011.
8)　山﨑達枝・丹野宏明：2004 年新潟県中越地震の被災看護師のストレス反応―新潟県中越
　　地震を体験した看護職のアンケート結果から．日本集団災害医学会誌，14(2): 157-163,
　　2009.
9)　丹野宏明ほか：2007 年新潟県中越沖地震の被災介護施設職員のストレス反応．日本集団
　　災害医学会誌，16(1): 19-26, 2011.
10)　重村　淳：こころの科学 惨事ストレスと二次的外傷性ストレス―支援者に敬意，ねぎら
　　い，いたわりを，pp.90-92, 日本評論社，2012.
11)　酒井明夫ほか（監）：災害時のメンタルヘルス，医学書院，2016.
12)　宮本忠雄ほか（監）：こころの科学，日本評論社，1996.
13)　村瀬嘉代子：心理臨床と被害者支援．臨床心理学，4(6): 705-709, 2004.
14)　加藤　寛：災害救援者と惨事ストレス．臨床心理学，4(6): 753-757, 2004.

コラム 2　受援を行った看護職のストレス

登谷美知子

　災害が発生すると，全国から様々な支援者が被災地に入り支援が行われる．2016 年 4 月に発生した熊本地震においても，外部から医療・保健・福祉関係チームあわせて 16 団体から派遣され，地震発生から約 2 カ月間，病院や避難所などで支援活動が行われた[1]．このように，被災地では急性期から支援を受け（以下，受援），外部支援者と協働し災害対応が行われる．

　今回，熊本地震の影響を受け，二度の受援を行うことになった阿蘇地区の病院に勤務する看護職に話を伺う機会を得た．一度目は，熊本地震発生後に外部支援者を受け入れ，患者の避難誘導，看護ケア，物品の整理など災害対応を行った．被災地の看護管理者は外部支援者に対し，宿泊先での生活やインフラ整備の不十分な中での通勤など，自身も被災者でありながら，まず外部支援者の心身を気遣っていた．また，地震発生時から勤務を続けている職員を休ませてあげたいという思いも語ってくれた．看護師も，「最初は何を頼んでいいのか分からなかった．医療者なのに片付けとか運搬とか頼んでもいいのかぁとか思った」など初めての受援に躊躇や戸惑いを感じながらも，外部支援者が「『なんでもします』と言ってくれたのが嬉しかった」と外部支援者への感謝やねぎらいの気持ちを話してくれた．中には調理した地元の野菜やお弁当を持参して振舞うなど，地域性を活かし，コミュニケーションを図りながら急性期の混乱を一緒に乗り越えた話など，外部支援者との信頼関係を築きながら協働し看護を継続させていた．その反面，「こんなことまだしてるの？　とか思われないか心配した」と，自分たちの看護を評価されるのではないかという不安を語ってくれた．災害急性期からの外部支援は 3 カ月後には収束し，その後は自施設の看護職のみで看護業務を行っていたが，離職者や退職者などが続き，さらに人員不足に拍車をかけた．このような現状を踏まえ，震災を機に阿蘇地域全体で看護職不足の問題が深刻化していた状況から，熊本県では，熊本県と熊本県看護協会が提携し，被災地域の医療提供体制の回復を支援することを目的に，くまもと復興応援ナースを立ち上げ，全国の看護職に応援を求めた．そこで，震災から約 1 年後に二度目の受援を行った．しかし，支援に来た看護師の中には，「身一つでいいって言われたから何も持ってこなかったのに，何も揃ってない」「外出するのに車もないから不便だ」など，被災地へ支援に入るという認識の薄さがうかがえた．そのような外部支援者の何気ない言動に傷つき，支援に来てもらっているという遠慮から何も言えないという葛藤を抱えるなど，ストレスフルな状況に陥っていた看護職もいた．被災地の看護職の中には，自宅が損壊し応急仮設住宅から通勤されている方，自宅再建や，子どもの通学や進学を機に離職を考えざるをえず悩まれている方など，日々の生活に様々

な問題を抱えながら勤務されている方もいる．このように，被災地の看護職は，災害による影響が長期化することで，個人的な生活ストレスなどの複雑な問題を抱えている．そのため，外部支援者からは被災者の心理状況や抱えている問題などは見えにくく，受援の活動は被災地の看護職にとって現状を理解してもらえないなど，心理的負担を強いられることになる．

　その後，熊本地震から3年目を迎える夏，再び阿蘇の某病院を訪問した．まだインフラの復旧が完全ではなく，現在も受援が行われている中，皆笑顔で迎えてくれた．当時を振り返り新たに語ってくれたのは，「外部支援者を受け入れてよかった」「私たちも外部支援者からいい刺激を受けた」「患者さんに看護ケアを継続して提供することができた」と受援を前向きに捉える言動であった．さらに，「熊本の地震のこととか報道的にはあんまり言わなくなったからもう充足してるかなと思ったら，意外に来てみたら，やっぱり必要なんだっていうことを分かってくれた．理解してくれて助かりました」と話されたことがとても印象的であった．

　これらの語りから，災害急性期，慢性期，中長期へと時間が流れていく中で，被災地を忘れないこと，その時々の状況への理解を示しながら継続した支援を行っていくことが望ましく，被災地で働く看護職の方々へのさらなる活躍への後押しとなるような支援が求められることが理解できる．いずれの語りからも，終始外部支援者への心配りがうかがえた．支援に入りすぐに状況を理解することは難しいかもしれない．しかし相手の立場になって考えることはできる．被災地の看護職の気持ちを大事に，被災地の看護職が自らの力を発揮でき，働き続けることができるよう，そして相手の心に寄り添った支援が行えるよう，心がけていくことが大切なのではないかと思う．

　最後に，この貴重な話を語っていただいた，被災地の看護職者の皆様に深くお礼を申し上げるとともに，さらなる復興をお祈りいたします．

参考資料
1)　熊本県：被災者支援に関する補足資料. http://www.bousai.go.jp/updates/h280414jishin/h28kumamoto/pdf/shiryo05.pdf（2020年5月30日閲覧）
2)　熊本県：第2章　課題及び改善の方向性　第1節　初動対応（医療活動，医療救護等）．熊本地震の概ね3か月間の対応に関する検証報告書（平成29年3月31日公表）．https://www.pref.kumamoto.jp/common/UploadFileOutput.ashx?c_id=3&id=19236&sub_id=1&flid=100872（2020年5月30日閲覧）
3)　熊本県：くまもと復興応援ナースへのヒアリング結果について. https://www.pref.kumamoto.jp/common/UploadFileOutput.ashx?c_id=3&id=22749&sub_id=1&flid=135912（2020年5月30日閲覧）

コラム3 「壊滅」「惨劇」「無力」に言葉を失った日々

川上嘉明

　看護師の自分なら何かできるはず……．新聞やその他のメディアから報道される東日本大震災後の混乱に，何とか支援活動に入りたいと単身で現地に赴き，NPOの合同活動に参加した．しかし市街のある交差点を過ぎた途端，目の前に広がる光景が理解できない．「こんなことが，起こるのか……」現実の連続から断絶され，その片鱗さえ想像が及ばなかった．「壊滅」……その真の意味を知らしめる世界が延々と続いていた．声も出ない，悲しいと思い始めると，とどまるところのない底なしの悲しみに落ちていく．

　「この一家はパンパースで助かったんだ」と家を失ったパチンコ屋の社長が言う．「オムツで？」と話を聞いてみると，どんなにそのわけを想像してもかすめることさえ不可能な巨大地震の当夜の出来事であった．

　その親子3人は息子が運転する車で高台に向け避難を始めたが，渋滞する車列に真っ黒な海の塊が背後から襲いかかる．かろうじて車から脱出し流れてきた家の2階屋根によじ登った．ずぶ濡れになった全身が凍っていく．流れてきた冷蔵庫を引き上げ，3人で身を寄せあって上半身を冷蔵庫に入れるようにしていたところ，段ボールに入ったままの大人用のオムツが流れてきたという．それを引き寄せ乾いたオムツをじかに肌に巻きつけ寒さを凌いだというのだ．

　真っ暗な極寒の上空をゆくヘリに手を振るが通り過ぎていく．冷蔵庫から夫が抜け出すたびに冷気が身を切るため「もう出るな！」と妻が怒鳴った．翌日自衛隊のボートにより救出される．病院で計測された体温は32度だったという．

　避難所の被災者の方々からお聞きする，超現実の別世界の被災体験に，「聴くことによる癒しを」などという支援者ぶった余裕すらなく，お返しする言葉を探す意思さえもつことができないでいた．

　避難所には家族が見つからず，交通手段がないため遺体安置所にも通えない人がいた．その人を車に乗せ，安置所のブルーシートに貼られ日々更新される行方不明者リスト，上半身を写した遺体のポラロイド写真の確認に通い続けた．その日，遺体番号は1,700を超え，追加された遺体リストの最終行には，所持品から推定される氏名，発見場所，着衣の特徴が書かれていた．「おどうと（弟）です……母も」絞り出すような声が聞こえた．その上の遺体リストには発見場所，着衣と推定年齢しか書かれていなかったが，母に間違いないと確信したという．避難所に戻り遺体が見つかったことを他の被災者に伝えると，「見つかってよかったね」と次々と声をかけられた．「まだ家族の行方がわからない人に申し訳ない」と彼は人目を避けるように，泥水にまみれたお金を黙々と洗っていた．

　彼の震える背中にかける言葉もなく，奥歯を噛みしめ立ちすくむことしかでき

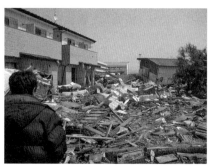

写真　宮城県石巻市，2011 年 4 月

なかった．なにかできるはず……という思いはとうに消沈し，支援者のつもりだった自分の「無力」をさらすことにためらいはなかった．避難所を車で回ってケアを提供できれば……と思っていた浅はかな動機にあきれかえるしかない．

　「見つけ出してくれた自衛隊員にお礼が言いたい……」，発災直後，形式だけの避難と思い母の手を引き向かった小学校の手前．彼は捜索を続ける自衛隊員に「家族が見つかりましたぁ．ありがとうございましたぁ」と声をかけた（写真）．

　帰る家があり，小学校に入ったばかりの子どもや妻が待つ家族がいることを知られたくない．2 週間の現地活動を終えて避難所の人たちには声をかけないで帰ることにする．瓦礫に埋まったアップライトピアノ，新しいランドセル，乾いた泥にまみれ日にさらされている．どれも自分の平穏な日常と重なる．現実の連続とは完全に引き裂かれた「惨劇」．感情が不安定な状態にある自分を自覚するが，逃れたいという気持ちもわいてこない．腐敗した冷凍魚，港の重油，ヘドロが混じる悪臭の記憶が頭の芯を鉛のように重くしている．それを拭い去ろうと思う気力もなく帰路についた．

第5章
被災した看護管理職員のストレス

石母田由美子

　管理職のストレスは，部下や後輩の管理業務や，上司と部下との間の中間管理業務による人間関係に起因する．看護管理職もまた人間関係や仕事の過重負担，役割移行がストレッサーとなっており，セルフケアとサポートが必要である．

　災害発生時，厳しい環境の中で被災傷病者のために役割を果たしていくためには，どのようなセルフケアとサポートが必要なのであろうか．過去の大災害で被災した看護管理職の事例から考えてみたい．

　2011 年 3 月 11 日 14 時 46 分に発生した東日本大震災は，最大震度 7 を観測し，その後に発生した大津波により沿岸部各地に甚大な被害をもたらした．19,630 名の方が亡くなり 121,781 戸の住宅が全壊する被害で，10 都道府県に災害救助法が適用された（2018 年 3 月 1 日現在）[1]．

　東日本大震災の発生当時，筆者は宮城県の北上川河口に立地する石巻市立病院で看護管理職として勤務していた．

　大津波により，電源設備・備蓄倉庫などが配置されている病院の 1 階部分は水没し，病院機能は廃絶した．外部との通信機能も失い陸の孤島となった病院には，患者と職員の約 480 名が取り残され，数日間を過ごした後救出された．

　災害という非日常の状況において，看護管理職として初めて経験する事項も多く，9 年が経過した今でも，当時の判断がよかったのか悩む場面も少なくない．

　本章では，大災害で被災した病院の看護管理職員の体験を時系列で表し，災害時の特徴をもつストレッサーと必要な支援方法を考える．

(5.1) 災害と看護管理職

a. 看護管理職とは

看護管理者は「看護の対象者のニーズと看護職の知識・技術が合致するよう計画し，財政的・物質的・人的資源を組織化し，目標に向けて看護職を導き，目標の達成度を評価することを役割とする者の総称」[2] と定義され，「組織の目標を達成するために，組織の管理者として，人員をはじめとするさまざまな資源を調整，統制することを通じて，看護サービスの提供と質の調整，展開，評価に責任を持つ」[3] 役割がある．

看護管理職は，組織的に看護を実践する場において必要とされ，保健・医療・福祉の領域に存在する．医療の領域である病院であれば，看護部門のトップである看護部長がおり，外来や病棟の看護単位に看護師長が配置されている．また，副看護部長，副看護師長という名称でトップの補佐や不在時の代行業務を担う役割をもつ職位も，看護管理職である．

b. 災害時の看護管理職の役割

災害が発生すると，医療施設は災害医療の原則である最大多数の救命を目的に，活動を継続する役割が求められ，厚生労働省は 1995 年の阪神・淡路大震災，2011 年の東日本大震災から得られた教訓をもとに，災害時の病院機能維持に向けた整備を進めてきた[4,5]．

災害発生時の医療施設には，負傷した多数の傷病者が同時に訪れ，被災した近隣の医療施設で治療の継続が困難となった患者や，在宅療養中の患者の受け入れなど，多くの課題が新たに発生する．その一方で，入院患者の安全を確保し，継続しなければならない治療や看護など平時の業務も維持しなければならない．

このような状況の中で，看護管理職には入院患者と外来患者，救急搬送されてくる被災傷病者，見舞い家族などの病院訪問者に加え，看護部門の職員など多くの人々の安全確保と安否確認を最優先とする対応が同時に発生する．

加えて，災害発生時は限られた人的・物的資源を活用しながら，担当する部

署を早期に立て直し機能を継続することが求められる.

（5.2）東日本大震災で被災した看護管理職員のストレス

　東日本大震災時，看護管理職は所属する施設内外の様々な場所で被災していた[6]．遠隔地の会議，当直明けの自宅，訪問看護の利用者宅，施設内の業務従事中など，一人ひとりが異なる状況で被災している．しかし，発災時のすべての看護管理職の思いは，「看護の対象者と看護師を守る」に集約される．所属施設に一刻も早く帰院するため，遠隔地から夜を徹して車を乗り継ぐ，道路の損壊で登院が困難と判断し避難所で活動を続ける，所属施設での不眠不休の活動など，これらの行動は，強い使命感によって支えられている．

　被災した看護管理職員のストレスは，資源と時間的制約の影響を受けやすい災害時の活動状況が背景にある．

　例えば，時間的・人的余裕のない中で安全を確保するために，看護職員に強い口調で端的に指示を伝えなければならない．平時であれば，状況が落ち着いた後にあらためて指示の意図を丁寧に伝えるフォローも可能となるが，災害時は状況の収束が見えない中，連続して高度な判断と強い表現で指示を下さなければならない場面が発生する．災害時の看護管理職は，他の看護職員以上に対処能力や判断力を要求される場面に多く直面することから，同僚や部下との距離感を感じたり，孤立感を抱いたりするなど，よりストレスを感じる機会が多くなる[7]．

　また，阪神・淡路大震災発生時の看護管理職は「災害時にどれだけの犠牲をスタッフに求めることができるのか」という問いを震災発生後4年が経過しても看護管理上の切実な問題として語っており[8]，「病棟機能の継続」と「被災者でもある職員に対する配慮」とのバランスに悩みながら，必死に役割を遂行してきたことが理解できる．

　さらに，担当する部署機能の継続の要である看護管理職の交代要員がないために，極度の疲労感があっても口に出せずに業務を続けざるをえない状況にあることから，ストレスが高まる傾向にある[9]．

　本節では，東日本大震災時に筆者が残した病院内の活動メモを時系列で追い

ながら，被災した看護管理職が直面した課題とストレスを自覚した場面を振り
返り，次節で被災した看護管理職にとって必要な支援とは何かを考える．

a.　災害超急性期：救出・救助期（災害発生直後～数時間）

┌─ ▓ 災害超急性期：救出・救助期（災害発生直後～数時間）の対応 ─┐

〔3/11〕
14：46　　M9.0　震度6弱　7分間の揺れ
　　　　　安全確保　災害対策（災対）本部設置の院内放送
　　　　　初動体制をつくる
15：00頃　大津波警報
　　　　　患者を上階に階段で避難誘導
15：30頃　大津波　2階床下に響く轟音　停電
16：50頃　自家発電完全停止
　　　　　夜間体制　暫定勤務表
　　　　　飲用水の確保
20：30頃　災対本部ミーティング　　通信断絶

└────────────────────────────┘

●通信断絶とライフライン寸断による混乱

①院内外の状況把握が困難となる：　地域の広範囲な津波被災による通信断
絶は院外関係機関との情報交換を遮断し，院外の状況は乾電池を電源とする携
帯型ラジオからの情報のみとなる．

情報不足のため，避難行動や救援要請をはじめとする次の行動方針を立てる
ことができず，病院周辺の延焼火災を気にしながら，病室を巡回することしか
できなかった．

②勤務外看護師の安否に時間を要す：　津波被災による通信基地局破壊で，
固定電話はもとより携帯電話・スマートフォンのすべての回線が使用できず，
勤務外の看護師の安否が確認できず，数日後の再会まで心配する時間が続いた．

③飲用水の不足：　非常用飲用水は1階倉庫に備蓄していたため水没した．
各階設置の災害用自動販売機よりペットボトルを取り出すが患者数には不足
し，2階の薬剤部倉庫より，蒸留水と生理食塩水のボトルが運び出されてくる．

④生活用水の不足：　ストーマの患者から「洗浄したいのだけど……」と遠
慮がちに声をかけられ，トイレをはじめとするすべての生活用水が出ない状況

に気づく．排泄環境の整備とケアの優先順位決定，感染防止のための対応を急いでとるが，生活用水の不足がいつ解消するのか，先の見えない不安と心配が続く．

●被災者である看護職員の思いへの共感と何もできない自分への無力感

夜間の看護体制となり，翌日の勤務者には別室で待機・休息をとらせる．

様子を見に立ち寄った暗い休憩室で，窓際で外を見ながら何度も携帯電話を操作する看護職員や，毛布を頭からかぶって声を抑えて泣いている看護職員の姿を目にする．家族の安否，自宅の状況，知りたい情報を得る手段がないまま，翌日の勤務に備えなければならない看護職員の気持ちを思うと，かける言葉も見つからない．ただ傍に立ち，肩や背中に手を置くことしかできない自分がとても情けない存在に思える．自分の家族も時折思い出すが，どうしようもない．

b.　災害超急性期：早期（災害発生後〜72 時間）

┌─ ■ 災害超急性期：早期（災害発生後〜72 時間）の対応 ─────

〔3/12〕

　6：00　災対本部ミーティング
　8：00　避難経路確保・備蓄食料運搬
　　　　　全患者分サマリー作成開始
10：00　定時回診・処置・環境整備
14：00　非常食の提供
16：00　延焼火災からの避難
21：00　災対本部ミーティング

〔3/13〕

　6：00　災対本部ミーティング
　8：30　本庁に向けて救援要請出発
　　　　　搬送用患者名簿作成
10：00　定時回診・本庁より職員到着
　　　　　受水槽より飲用水確保
12：00　非常食の提供
13：00　DMAT，自衛隊来院
　　　　　⇒全病院避難決定
14：00　患者搬送開始
18：00　災対本部ミーティング

●「いつも通り」がもたらす効果

陸の孤島となった病院の使命は，「入院患者の健康回復レベルを維持し，救助を得て早急に院外に脱出させる」となる．病院内では，早急の救助の手が入ることを願いながら，サマリーの作成や避難経路の確保作業が進められている．診療部門からは「いつも通りに回診・処置を実施する」方針が伝えられ，病室

を訪問し回診に同行する.

　創傷の治癒を伝え患者を励ます主治医とそれに応える患者の会話があり，平時と同様に淡々と進められる回診は，災害で被災した病院の非日常の中にある数少ない平時の日常の場面であり，不思議と気持ちが少し落ち着いた.

●疲労と脱水により次々と体調を崩す看護職員への心配

　院内に流れ込んだ瓦礫の撤去と避難経路の確保，延焼火災からの避難などマンパワーを必要とする対応が続く．少量の水分のみで食事をとらずに勤務を続けている看護職員の気力と体力は限界を超え，動けなくなり，点滴を受ける看護職員が続出した．空室の床にシーツを1枚敷き，横になり点滴を受けている看護職の姿があり，救出への期待感よりも落胆やあきらめ感が増していた.

　ある看護職員は，自分の生命がここで終わったときにいちはやく家族に自分を見つけてほしいからと，腕や前胸部にマジックで名前を書いている．「大丈夫だから，きっと救出されるから」と言えない自分に苛立つ.

　一方，発災当時に勤務をしていなかった看護職員が徒歩で数時間かけて病院に到着し，無事を確認できたことがただ嬉しくて，「もう少し頑張ろう」と自分に言い聞かせる.

●患者搬送時の混乱

　「いのちの72時間」が近づいた頃，外部から救援者が到着し，全病院避難が決定する．患者搬送用名簿を作成し，重症度が高い患者から順に待機していたが，余震による大津波警報で搬送が何度も中断した.

　「期待と落胆」の繰り返しに，待機廊下で座り込んでしまう患者もおり，ここでもまた厳しい時間的制約を受けながらの誘導であった．院内の通信機器が使用できないため，「伝令」が輸送機と廊下を何度も往復している.

c.　災害急性期：(災害発生後72時間～7日間)

┌─　■ 災害急性期：(災害発生後72時間～7日間)の対応 ──
│　〔3/15〕
│　5:30　全職員集合　病院長訓示

> 職員数名が行方不明
> 明後日からは避難所立ち上げ
> 避難所で勤務を継続する
> 7：30　自衛隊機で職員の輸送開始
> 　　　全病院避難
> ※DMAT による患者搬送数：146 名
> ※自衛隊ヘリで救出された職員数：135 名

　職員が自衛隊機で救出される日の早朝，病院長から全職員に向けて，津波により数名の病院職員が失われたことが通知される．開院以来ともに支えあってきた同僚の看護管理者の氏名もあり，言葉を失う．

d.　災害亜急性期：（災害発生後 7 日〜 1 カ月間）

　津波被害のない地域に避難所を開設し，避難者の方々の生活を支えた．多くの避難者は数日後には遠方の親戚や家族の迎えを得て，新しい住まいに移動された．津波で流出したお薬手帳の再発行や福祉事務所との連携など，ここでも課題は山積していたが，他部門の協力を得ながら対応していた．

　看護職一人ひとりの被災状況も明らかとなり，各人が抱える事情に対応した勤務調整を必要とした．行方不明のご家族の確認や損壊した自宅の片付けなど休暇の申し出とともに，今後の勤務継続に対する不安を口にする看護職が増えていた．

e.　災害慢性期：復旧・復興期（災害発生後 1 カ月〜3 年）

　避難所の閉鎖後は，外来機能だけの仮診療所を開設する方針が示され，25 名の看護職員，医師，薬剤師，事務職員とともに立ち上げた．

　職種を問わずすべての職員が，震災発生時から家族や自身の健康，自宅，車など多くのものを失った上に，廃絶した病院再建に関する根拠のない噂や報道が続き，先の見えない将来を悲観し寡黙になっていた．

　仮診療所は 1 年間の限定開設であったが，毎朝夕に全員で診療所を清掃する，昼は遅番の 2 名を診察室におき，残り全員で一緒に昼食休憩をとる，今後についての相談を受ける（希望者）を提案し実施した．

　特別なことではないかもしれないが，定時の清掃という作業の中で黙って手

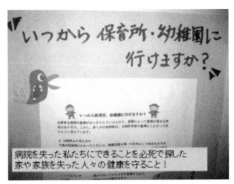

図 5-1　仮診療所に掲示した住民対象の保健指導パンフレット

を動かす時間を共有する，食事をとるという多少なりともほっとする時間の中で看護師の様子を把握する，今後の不安や心配事を口にする場をもつ，このような時間を繰り返した．

　仮診療所を訪れる地域の人々の診察介助に付きながら，徐々に看護師たちは「病院を失った自分たちが地域の被災者の方に対してできること」を模索し，対象にあわせた保健指導を始めた（図 5-1）．看護職として地域住民から求められている役割を思い出し，診療所を訪れる住民に積極的にかかわる姿勢に変化していた．

　東日本大震災発生後，多くの看護職員が病院を去った．一方で，退職を選択せず，現在の環境の中で果たすべき役割を見つけ出し自律的に地域住民に向きあう看護師の姿を確認することができた．

5.3　被災した看護管理職員にとって必要な支援

　災害発生による被災状況は被災した人々一人ひとりが異なるように，看護管理職にとっても災害発生時の勤務状況，管轄する職員の被災状況，過去の被災経験の有無，家族背景などにより異なり，また時間的経過の中で被災の状況は変化していく．

　その中で，被災した看護管理職員が災害発生後も部署の職員とともに役割を

果たすために必要な支援を考える.

a.　被災体験を表現する場が与えられること

　被災した看護管理職にとって，担当部署を運営する上で生じた葛藤などの負の感情や，部下の前では口にすることができなかった自分の被災状況を表現する場が必要である.　心の中の思いを表現することで自分の置かれている状況を整理し，客観的に捉えることができるようになる.

　しかし，施設内では，相手の被災状況を知りうる立場にあり，同僚の看護管理職や上司に対しても気遣いや遠慮が先行し，素直な気持ちを吐露する場の設定が困難な場合が多い.

　一方で，被災地内の他施設の看護管理職の集まりであれば，被災地という共通の環境以外の個人の背景は知りえず，一定の距離感があり，しかも職位の影響を受けにくい関係性が構築できる.　他施設の被災情報を直接得ることは，地域全体の被災状況を俯瞰し，今後の復旧復興に向かうための自施設の役割を確認する機会となり，施設間連携への発展も期待できる.

　東日本大震災の数カ月後に開催された「東日本大震災 被災看護管理者の会」には，被災地域内の各施設から看護管理職が参加した.　初回は職場でしまいこんでいた様々な感情が一気にあふれ，参加者全員がただ涙を流すばかりであったが，2回目以降は互いに抱えている思いをポツリポツリと話し，傾聴しあうことが体験や思いの整理につながっていった.　災害を経験した看護職に対するピアカウンセリングは，自己の対処能力の引き出しに効果を有し，体験を語りあう場をもつことが必要である[7].　看護管理職にとっても同様で，表現する場を与えられる一方で，話すことは強制されず，口に出せる思いから，一つずつ言語的に再現し表現してみる.　この繰り返しが前向きに業務を進める力となった.

b.　看護管理者ピアサポートシステムによる支援

　看護管理者へのピアサポートとは，「看護管理者同士で相互に支援しあうシステム」である[9].

　ほとんどの看護管理職にとって大災害時の看護管理は未経験であり，マニュ

アルや訓練にはない想定外の状況が多く発生する[10]．さらに災害時の看護管理職には，時間の経過とともに変化する状況をイメージし先見性をもった情報収集と分析力が必要とされる[11]．

　しかし，被害が甚大であるほど多くの対応に追われ，情報の整理と今後の予測に基づいた計画的な看護管理の実施は困難さを増す．

　多職種との連携により解決可能な課題もあるが，看護の専門性をふまえたアプローチが必要な看護管理上の課題は，同職者間による対話が理解と共感を得やすい．想定外の状況が多発する災害発生後において，看護管理職は次々に判断と指示を求められるため，孤独感を抱きやすい．過去の被災経験をもつ同職者が傍で見守っている，そう思うだけで孤独感と責任という重圧が少し緩和されるのであろう．

　前項と一部重複するが，他の看護管理職に自身が今経験している困難な課題を伝える過程で，混乱している部分の整理が促され，課題解決への導きとなる．さらに，過去の大災害を経験した看護管理職の体験を参考として，災害の時間軸で発生してくる様々な課題に先行して対策を講じることが可能となる．

　災害の規模や個人の被災状況，個人の背景にもよるが，看護管理職にとって被災経験からの回復過程にも多くのフェーズがあり，その時々で必要な支援をタイミングを逃さずに行うことができれば，災害発生後の復旧もより促進されるものと考えられる．

5.4　おわりに

　災害時の看護管理職は，被災傷病者への医療・看護を継続して提供する社会的役割をもつ．被災地の看護管理職は，災害発生後に急激に加速する医療需要と人的・物的・時間的制約の中で，「組織が持つ使命」と「一人ひとりの看護職の被災状況」の間で悩みながら業務に従事している．

　平時の何倍も濃縮したような時間において，見えていなかった多くの課題が顕在化してくる．混乱状況において倫理的な判断を求められ，患者や家族から思わぬ厳しい言葉をかけられる場面も少なくない．緊張と孤独感が続く．しかし，過去の自然災害で被災した看護管理職の多くが，看護職とともに過ごした

食事や休憩の時間で心が休まる経験をしている．看護職も看護管理職も同じ被災者であり，バックヤードの小さな時間の共有がストレス緩和には重要であろう．

　課題解決のヒントは，平時の看護管理の中にある．そして，昨今頻発する自然災害時の対応を一つひとつ積み重ねていくことである．過去の知見から得られた教訓を予測される大災害の備えとして活かしていくことが，課題解決に近づく方法と考える．

引用文献

1)　復興庁：復興の現状と課題，p.2，平成 31 年 2 月．http://www.reconstruction.go.jp/topics/main-cat1/sub-cat1-1/material/2019.2_genjoutokadai.pdf（2020 年 5 月 31 日閲覧）
2)　日本看護協会：看護にかかわる主要な用語の解説—概念的定義・歴史的変遷・社会的文脈，2007 年 3 月（公益社団法人日本看護協会編：看護に活かす　基準・指針・ガイドライン集 2016，p.56，日本看護協会出版会，2016．）
3)　上泉和子ほか：（系統看護学講座　統合分野）看護の統合と実践 1　看護管理，p.7，医学書院，2013.
4)　厚生労働省：厚生労働省医政局指導課（2013 年 9 月 4 日）．医政発 0904 第 2 号　病院における BCP の考え方に基づいた災害対策マニュアルについて．https://www.mhlw.go.jp/file/06-Seisakujouhou-10800000-Iseikyoku/0000089048.pdf（2020 年 5 月 31 日閲覧）
5)　厚生労働省：各都道府県知事あて厚生労働省医政局長通知（平成 29 年 3 月 31 日）．医政発 0331 第 33 号　災害拠点病院指定要件の一部改正について．https://www.mhlw.go.jp/web/t_doc?dataId=00tc2601&dataType=1&pageNo=1（2020 年 5 月 31 日閲覧）
6)　山﨑達枝（監）：3.11 東日本大震災　看護管理者の判断と行動，日総研出版，2011.
7)　浦部　綾・宮薗夏美：災害看護に携った看護職者のストレスに関する研究—被災地看護職者が災害を乗り越えるプロセス．鹿児島大学医学部保健学科紀要，17: 25-32，2007.
8)　渡辺智恵ほか：阪神・淡路大震災後 4 年目を迎えた看護管理者の抱えている課題．神戸市看護大学紀要，4: 31-38，2000.
9)　災害救援者のピアサポートコミュニティの構築プロジェクト・看護班（編）：看護管理職のための災害時マニュアル（ピアサポーター編）被災時に起こりうる職場での問題や惨事ストレスへの理解と対策，pp.6-9，2017.
10)　村田美和：熊本地震における熊本赤十字病院の活動を振り返って．看護展望，10: 36-43，2016.
11)　高谷嘉枝：看護部長の災害時におけるマネジメント能力の検討．兵庫県立大学看護学部・地域ケア開発研究所紀要，18: 81-90，2011.

参考文献

1)　酒井明夫ほか（監），大塚耕太郎ほか（編）：災害時のメンタルヘルス，医学書院，2016.

2)　G・S・エヴァリー，J・T・ミッチェル（著），飛鳥井望（監訳），藤井厚子（訳）：惨事ストレスケア―緊急事態ストレス管理の技法，誠信書房，2004.

3)　酒井明子・菊池志津子（監）：災害看護―看護の専門知識を統合して実践につなげる　改訂第3版，南江堂，2018.

4)　中山元佳・香月富士日：看護管理職におけるストレス研究の概観―看護管理職のメンタルヘルスに着目して．名古屋市立大学看護学部紀要，14: 19-33, 2015.

コラム4　看護管理者の立場から東日本大震災の学びをつなぐ

髙橋洋子

■ はじめに

　誰が死んでもおかしくなかった東日本大震災．宮城県・石巻医療圏の医療施設の多くは沿岸部に位置していたので，壊滅的な被害を受けた．

　被災した病院では，救護中，救援に向かう途中で多くの看護職が命を失った．その中には，大切な友人・後輩がいた．今は平穏に見える被災地には，生き残ることができたのに，苦しい思いを抱えて生きている看護職がいる．多くの人々の命を守ることができず，自分が生き残ってしまった罪悪感．「生きていていいのだろうか」というその問いは，今も続いている．

■ 看護管理者として，女川町立病院での活動

　筆者が勤務していた女川町立病院（現・女川町地域医療センター）のある女川町は，明治・昭和三陸津波・チリ地震津波などの津波を何度も経験しているので，病院を町の真ん中の高台（海抜16m）に建てた．約1万人の人口と，近くに日本3大漁場をひかえ，漁業や水産加工業が盛んで，東北電力女川原子力発電所が立地する町でもあり，活気あふれる元気な町であった．

　安全神話に彩られていた原子力発電所．筆者が委員をしていた原子力災害医療活動のマニュアルの策定や改訂を行う宮城地区緊急被ばく医療ネットワーク会議で，現場が，原子力災害の複合災害の危機感を発信しても，国や県は，動こうとはしなかった．福島原発の事故は，明日は我が身であった．

　震災時，女川の町は，死者873名（うち行方不明者259名）の犠牲者を出し，海抜16mの病院の眼下に広がっていた町の80％が被災し，声を失うほど原型をとどめていなかった．そして，病院職員3名・職員家族15名も犠牲となり，職員全員が被災者であった．それまで，自分達が，被災者になることなど，微塵も考えたことはなかったが，それは，突然やってきた．

　震災の日，私は，仙台へ出張途中で，流される車から助けられ，生きていた．病院に飛んで帰りたかったが，道が寸断され，動けなかった．

　災害の全体像がつかめないまま，時間が過ぎ，無我夢中で，自分ができることを探して，近くの小学校で，隣人の看護師長と救護活動をした．女川の病院にたどり着いたのは，3日目の朝であった．

　看護管理者として，病院にいることができなかったストレス．助けを呼ぶ人々を助けらなかった無念さ．様々なところでご遺体を目の当たりにするストレス．物資不足の避難所で救護するストレス．病院に帰院してから，「いなかったこと」を責められ続けたストレス．看護管理者として病院や看護部を立て直すためのス

トレス．それらをストレスと感じないほど，無我夢中であった．

　震災前，女川町立病院では，バランスト・スコアカード（組織のミッションやビジョンなどをもとに，戦略を目に見える形にする（可視化する）ツール）を活用し，職員とともに，様々な取り組みを行っていた．

　災害に立ち向かうために，有事対策委員会では，職員が主体で災害対応・防火対応・原子力災害対応のプロジェクトをつくり，災害対応マニュアルの改訂・訓練を行い，「地震津波マニュアル」も備えていた．震災が発生し，マニュアルの通りにはいかなかったが，プロジェクトメンバーがリーダーとなって，病院を守っていた．それは，私の誇りである．

　後から登院した私は，一部の職員から責められた．すると記憶をなくし，いつしか自分を責めていた．「サバイバーズ・ギルト」である．周囲に沢山の人が居たが，病院の中では，孤独であった．

　しかし，看護管理者として，立ち止まることは許されなかった．「すべきことは何か」を考え続けた．

　それは，「病院の復興」「看護部の立て直し」「職員の日常生活を回復すること」の3点であった．

　「病院の復興」は，4月から経営委託予定の「地域医療振興協会」の全国の仲間が，全面支援に入ってくれ，復興を後押ししてくれた．復興は，「職員を休ませることから始まる」といっても過言ではない．

　「看護部の立て直し」は，安心して仕事ができる環境をつくるために，内外に働きかけた．3週目に精神科医の応援があり，全スタッフ対象に「職員のこころのケア」をお願いした．スタッフから，「一番に私が受けるように」と言われ，それに，一番力をもらったのは，自分自身だったかもしれない．

　「職員の日常生活を回復する」ため，高台にあった病院の寮を家を失った職員の住居にするよう事務長にかけあった．また，段階を踏んで，帰れる職員を家族のもとに帰しながら，地域医療振興協会の方々が職員あてに支援をしてくれた生活必需品を職員に持たせた．地域医療振興協会の方々のご厚情は感謝に堪えない．

　しかし，受援に慣れていないので，はじめは，戸惑った．「受援マニュアル」なるものが平時からつくってあれば，スムースな受け入れができると思った．

■これから

　震災後，失くした物の大きさに戦きながら，震災で傷ついた命と向きあい，生き残った意味や自分に何ができるのか考えた．そして，その年に，赤十字病院に復職した．

　震災後5年目に宮城県看護協会が，「震災の学びを全国に伝えること」を目的に「震災フォーラム」を開催した．実行委員として参加させていただき，「看護職は

自分の命を守り，次の行動につなげる大切さ」を参加者と共有し，心が救われた．

　震災後，赤十字の使命の「命を守るための知識と技術」を勇気と行動に変える「赤十字講習普及活動」を始めた．

　気仙沼市の講習で，震災の経験を話していたとき，「髙橋さん．生きていてよかった」と突然，拍手喝采をいただいた．参加者とともに，大泣きをした．「生きていてよかった」のだ．

　2014年から担当した気仙沼市を含む石巻医療圏での赤十字講習受講者数は，1万人を超えた．歩みは，少しずつだが，地域と病院・赤十字をつなげ，命を守るために生きていきたい．

コラム 5 被災看護管理職の出会いから ピアサポート・ネットワークの実践まで

山﨑達枝

　2011 年 3 月に発生した東日本大震災発生直後から，私は看護管理職の方々と会い，「発生当時の看護管理職としての対応」について話を伺った．

　ある被災した病院の看護部長は次のように語った．「（看護）師長さんたちは良いわよね，一人じゃないし，対応について私から相談はするけど，最後に決めるのは部長の私なの．部長室に戻ると『誰か私を助けて』と大声で叫びたかった．」また他の看護部長は「今判断したこと，指示したことが正しかったの？ ほかに方法があったのでは？『あなたが指示したことは間違いなかった』と誰でも構わないから言ってほしかった」と語った．

　各病院に看護師長は複数いる．しかし，看護師長と違い看護部長は一人で，この重要な責任ある立場を代わってくれる人はいない．地震発生直後の惨事の中，情報が錯綜する厳しい状況下で瞬時に判断を迫られ，時に職員には通常とは異なる業務を依頼し，さらに冷淡な指示をしなければならない．自分自身の行動や判断に迷いが出たり，自責の念に苦しんだりすることもある．自ら被災しながらも救援者として，さらに職員のケアにも当たらなければならない．看護管理者として苦悩し，自身のケアをするゆとりさえもてない状況であった．このように，看護管理者は非常に孤独な立場に置かれていることが理解できた．

　5 年後の 2016 年 4 月，熊本地震が発生，やはり直後に私は熊本に向かい，看護管理職の方とお会いした．

　某病院の看護部長は「東日本大震災で被災を受けた看護部長さんから，発生直後から電話やメールでアドバイスを受けました．内容は経験に基づいた簡潔で的確なアドバイスでした」と話した．

　例えば，『記録すること，写真を撮ることは大事なこと，一人確保したほうが良いですよ』『3 日目ですね，職員の疲弊も出てきます．数日すると涙が自然と出てきます．苦情も集まるようになりますが，できるだけ聞いてあげましょう』『師長さんたちとの情報交換は重要です，朝に晩に顔を合わせて情報共有しましょう』『支援は遠慮なく受けましょう，そして職員を早く自宅に帰してあげることです』『支援が多すぎると疲れるから，断ってもいいんですよ』等々の助言があった．また，当人が『このように判断したのですがよかったでしょうか』と質問すると『それで良いですよ，自信をもってください』と返事が届いた．「毎日毎日が意思決定の日々で，その一言一言がとてもうれしく，これで“良いんだ”と頑張れるようになった」とその看護部長は話された．

　昨今では，看護職員が悲惨な現場に遭遇したり活動をしたりすることで被る惨

事ストレスに対する社会的関心も高まってきている．筆者らは「災害救援者のピアサポートコミュニティの構築プロジェクト・看護班」を立ち上げ，看護職員の惨事ストレスケアに取り組んできたが，その中で管理職のストレスケアの必要性を痛感した．被災した現地医療者のストレスケアのためには，同業種間における全国規模での応援体制「災害時ピアサポート・ネットワーク」の拡充が急務である．これから発生するであろう大災害に備えて管理職を支えるために，私たちは，被災経験のある管理職経験者のネットワーク，全国的な横のつながりを立ち上げ，具体的には，被災病院の看護の管理職のストレスケアのために，電話やメールを通して支援をする全国的なネットワークをつくりたいと考えた．

　最初に東日本大震災被災地の岩手県・宮城県・福島県の看護管理職を対象に研修を開催（4回），非被災地の南海トラフ地震により被害を受けやすいと思われる大分県・宮城県・高知県・和歌山県・静岡県の看護管理職を対象に研修を開催し，計10回行った．この研修の経験を踏まえ「看護管理職のための災害時マニュアル」[1]を作成したので，看護管理職をはじめとした多くの医療従事者の皆様にぜひご一読いただきたい（図）．

　研修を重ねている間に，東日本大震災で被災した看護管理者と熊本地震で被災された看護管理者2組にピアサポートをつなげることができた．

　ある看護管理者は，横浜で開催された日本看護管理学会でピアサポートをしてくれた管理者と会い，食事をともにしたという．ピアサポートを受けた際の感想を一部抜粋し紹介する．

　「支援が得られるのだという安心感はとても大きいです．『どこかにこの苦しみをわかってくれている人がいる』という支えになりました．連絡は頻回ではなくとも，『つながっている』という安心感があります．管理者としての具体的な対応ではなく，『自分のときはこうだった』『今思い返せばそうだった．でも，時間が経てば気持ちは少しずつ楽になる』などなど自分の思い，職員の思いを体験とし

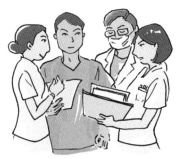

図　看護管理職のための災害時マニュアル

て語っていただくことで，癒やされほっとする感覚を持つことができました」と
感想を寄せてくれた.

引用文献

1)　災害救援者のピアサポートコミュニティの構築プロジェクト・看護班（編）：看護管
　　理職のための災害時マニュアル（一般編）被災時に起こりうる職場での問題や惨事
　　ストレスへの理解と対策, 2017. http://www.human.tsukuba.ac.jp/peersupport/wp/
　　wp-content/uploads/2017/10/看護管理職のための災害時マニュアル.pdf（2018 年 5
　　月 9 日閲覧）

第6章
被災した看護職員のストレスケア

桑原裕子

　看護とは，人々の暮らしを見ながら健康を守り，病気や障害をもっている人に寄り添い苦痛を癒し，被災した人々が一日でも早く日常を取り戻し，その人らしい生活を送れるように支える仕事である．しかし，被災地の看護職員は支援者であると同時に被災者でもあり，隠れた被災者となる[1]．

　ストレスケアについて厚生労働省[2]は，①セルフケア，②ラインによるケア，③事業場内産業保健スタッフなどによるケア，④事業場外資源によるケアを提唱している．この4つのケアの中でも，広域災害時において一人で取り組むことができるのが「セルフケア」である．本章では「セルフケア」を中心に①～④の順に広域災害時の看護職員のストレスケアについて紹介する．

6.1　ストレスケアの基礎的な理解

　本節では広域災害時のストレスケアについての基本的な理解を深めてもらうため，ストレス反応に影響を及ぼすと考えられる認知的評価や抑うつ状態になっているときに出やすい否定的認知，ストレス解決に向けて行われるストレスコーピングについて紹介する．

a.　認知的評価

　ストレスは様々な要因から構成されるシステムであり，ストレッサー（ストレス要因）とストレス反応を媒介するものとして，認知的評価とコーピングの働きが重視されている[3]．この項では，ストレッサーに対する認知的評価のプロセスについて紹介する．

　広域災害時におけるストレッサーは心身に悪い影響をもたらすことがある．しかし，同じ刺激や状況に直面しても，その受け取り方には個人差がある．例えば，同じ刺激に対して強いストレス反応を出さずに問題を解決する人もいれば，圧倒され，強いストレス反応を示す人もいる．こうした受け取り方に影響を与えるのが，認知的評価である．つまり，認知的評価とは，人がストレッサーに直面した際に自分の能力や過去の経験，価値観などからストレッサーを吟味し，解決の困難性などを評価・認知することである[3]．

　人はストレッサーにさらされると，①それが自分にとってどれほどの害を及ぼすのか，②脅威となるか，③自分に成長をもたらすかについて評価（一次的評価）を行う．次に，自分はこのストレッサーをコントロールできるか，どのようにコントロールできるか否かの評価（二次的評価）を行う[3]．

　認知的評価のプロセスについては以上であるが，広域災害時でも使用された認知行動療法の認知プロセスや特徴的な認知に対する理解は，広域災害時のセルフケアに有効であるため次項で紹介する．

b.　否定的認知の3特徴

　「認知（考え：こころの情報処理のプロセス，つまり，ある出来事に対する解釈）」が「気持ち（感情）」に強く影響を与えることに注目したのがベック[4]である．ベックは，同じ出来事でも，認知（受け取り）によって気持ち（感情）が大きく異なることに気づき，その出来事の瞬間に頭に浮かぶ考えやイメージ（自動思考）に目を向けた[4]．

　広域災害時のようにストレッサー解決への困難性が高くなると，心理的な負担も大きくなる．最もよく見られる心理的なストレス反応は抑うつと不安である[5]．ベックは，ストレスがたまり抑うつ的になっているときに頭に浮かぶ「自分自身，周囲との関係，将来」の3領域に対する悲観的，否定的な認知を「否定的認知の3特徴」とした[6]．例えば，落ち込んでくると，自信をなくし，表6-1のような否定的認知をもつようになる．

　結果，無力感や虚しさ（感情）を味わい，自分の世界に閉じこもる（行動）．閉じこもると，ますます落ち込み，再び「落ち込んでくると，自信をなくし」という悪循環に陥る場合もある．

表6-1 否定的認知の3特徴（大野ら[6]より作成）

①自分自身に対して：自分は，「ダメな人間だ」「なんの価値もない」などと，自分を責めるようになる．
②周囲との関係：まわりの人たちは「自分のことをうっとうしいと考えている」「自分のことを嫌っている」などと，周囲から厳しい目で見られていると考える．
③将来に対して：これから先「よいことなど起こるはずがない」などと，将来に対して悲観的になる．

ストレッサーに対して認知的評価を行い，解決が困難であると判断したり，悪循環に陥ると様々なストレス反応を示すが，同時にストレッサーを解決し，心理的負担を軽減するために認知的・行動的な努力を行う．これがストレスコーピング（対処行動）である[5]．

c. ストレスコーピング

ストレスコーピング（以下，コーピング）には，いくつかの種類がある．ここでは5種類を紹介する[5]．第1は，問題を整理したり，まわりに働きかけるなどの解決法を考えたり，考えた解決法を実行するなど問題に直接働きかける「問題焦点型コーピング」である．第2は，失敗して取り返しがつかない場合や誰かを亡くした場合など，今となっては，解決や対応の方法がなく，どうしようもない場合の悲しみや怒り，不満や虚しさなどの感情を話を聞いてもらうことで発散させる方法や，誰に話すこともなく感情を自分の心に押し込め抑制する方法，問題を考えないように回避する方法などを含む「感情焦点型コーピング」である[3]．第3は，直面している問題に対して例えば，「今は辛いが，この試練は自分を成長させる可能性もある」など発想を変えてよい方向に考えたり「時間的にしばらく距離を置く」など，認知の仕方を再検討して状況を捉え直す「認知的再評価コーピング」である．第4は，家族や友人に話を聴いてもらったりアドバイスを受けるなど，まわりの関係性に働きかけ，自分を客観的に捉えたり他人の見方を参考にする「社会関係の中でのコーピング」である．第5は，音楽を聴いたり，趣味に没頭するなど，問題そのものに働きかけず，気分の発散や転換を行う「気晴らし型コーピング」である[5]．

広域災害時においてコーピングを上手く用いるためには，それぞれのコーピングの機能を理解し，レパートリーを豊富にもち，状況に応じて適切に使い分ける力（柔軟性）を備えることが重要である．

　ストレッサーに対する認知的評価やコーピング，抑うつ状態でよく見られる否定的な認知の特徴について紹介したが，広域災害時には多大なストレスを被り悪循環に陥る可能性も高くなる．次節で紹介するストレスチェックシートを用い，ストレス状態に早く気づくことはセルフケアの第一歩であり，悪循環に陥らないための重要な判断材料となる．

(6.2) 広域災害時に有効なセルフケア

　広域災害時に自分自身の心身の変調に気づくことができるツールとして自記式のストレスチェックシートを2種類紹介する．次に，広域災害時に適切なセルフケアを行うため，また，セルフケアのレパートリーの数を増やすために，様々なセルフケアを紹介する．

a.　チェックシートでストレス状態を把握するセルフケア

　広域災害時のストレスに適切な対処を行うためには，まず，自身のストレス状態を理解することが重要であり，その後も継続して自身の健康状態を把握することが必要である．ここでは，不安やうつ状態をチェックするもので，質問項目が少なく，被験者への負担が少ないのが特徴である質問紙尺度 K6 と，心的外傷性ストレス症状を客観的に自覚できる質問紙尺度である IES-R を紹介する．いずれも亜急性期以降（一般的には広域災害後1カ月程度経ってからであるが，災害の大きさによって異なる）に行うのが望ましい．

●日本語版 K6

　K6（表6-2）は，過去30日間のうつや不安の6反応を測定するために開発された尺度（6項目）であり，日本語版 K6 は古川により開発された[7]．広域災害状況でよく用いられており，尺度としての信頼性妥当性も良好である[8]．尺度得点は，各項目の得点（0〜4点）を合計し（0〜24点）算出される．評価として5点以上は心理的ストレスを感じている状態，9〜10点以上は支援が必要な程度の心理的苦痛を感じている状態，12〜13点以上は社会生活に支障が出る程度の心理的苦痛を感じている状態が提案されている[9]．

表6-2　日本語版 K6（Furukawa ら[7]）

過去 30 日の間にどれくらいの頻度で次のことがありましたか．あてはまる欄の数字に○をつけてください．	いつも	たいてい	ときどき	少しだけ	まったくない
1　神経過敏に感じましたか	4	3	2	1	0
2　絶望的だと感じましたか	4	3	2	1	0
3　そわそわ，落ち着かなく感じましたか	4	3	2	1	0
4　気分が沈み込んで，何が起こっても気が晴れないように感じましたか	4	3	2	1	0
5　何をするのも骨折りだと感じましたか	4	3	2	1	0
6　自分は価値のない人間だと感じましたか	4	3	2	1	0

　表6-2の合計得点が9点以上の場合はセルフケアが必要であるが，苦痛の改善が見られなかったり日常生活に支障が続く場合には，医師や心理臨床家などの専門家のケアが必要である．

●IES-R-J（改訂出来事インパクト尺度日本語版）

　IES-R（Impact of Event Scale-Revised，改訂出来事インパクト尺度）は，心的外傷性ストレス症状を測定するための自記式質問紙尺度である．広域災害から犯罪被害まで様々な心的外傷体験による症状の測定が可能で，疫学調査，症状の経過観察，スクリーニングなどに使用されている[9]．広域災害では被災後半年間に心的外傷後ストレス症状が増悪することから，災害後半年以内に一度は取り組んでもらいたい．心的外傷後ストレス症状の強い被災者は，心的外傷後ストレス障害（PTSD）に移行する可能性が高い．PTSD の判断には，症状が1カ月以上持続することが必要である．災害後1カ月以内の測定ではPTSD は判断できない[9]．尺度得点は，各項目の得点を合計し算出される．PTSD スクリーニングのための尺度全体の基準点は25点以上であり[10]，国内外とも被災地でよく用いられており，信頼性妥当性も良好である[11]．日本語版の質問紙および説明書は下記のサイトより無料でダウンロードできる．
・公益財団法人東京都医学総合研究所ウェブサイト
　http://www.igakuken.or.jp/mental-health/IES-R2014.pdf

・日本トラウマティック・ストレス学会ウェブサイト

http://www.jstss.org/docs/2017121200368/file_contents/IES-R2014.pdf

（どちらも 2020 年 5 月 18 日閲覧）

　IES-R の合計得点が 25 点以上である場合はセルフケアが必要である．しかし，苦痛の改善が見られなかったり日常生活に支障がある場合には，医師や心理臨床家などの専門家のケアが必要である．

　ストレスチェックシートでストレス状態を理解し速やかにストレス対処を行うには，日頃から心身の健康が維持されていることが重要である．セルフケアを広域災害時のみならず日常的に行うことは，ストレス対処のためだけでなくストレスが引き起こす病気の予防にもつながる[2, 12]．

b.　広域災害時に取り組んでほしいセルフケア

　広域災害時にストレスに柔軟に対応するため，また，セルフケアを数多く身につけるための一助として，様々なセルフケアの一部を紹介する．

　表 6-3 に記載されている項目は，日々のストレスから心身の健康を守るために普段から心がけてもらいたいポイントである．ただし，広域災害直後の救出や救助，避難誘導，救急医療，医療機能の復旧に向けた救急対応などを行う超急性期（一般的には 72 時間までといわれているが，災害の程度によって異なる[15]）には，ストレスケアを行うのが困難になる可能性が高い．しかし，救助された重症患者の集中治療や外傷患者の対応，避難生活による健康問題への対応などを行う急性期（一般的には 1 カ月程度までといわれているが，災害の程

表 6-3　様々なセルフケア（村上ら[13]，日本看護協会[12]，労働者健康安全機構[14]より作成）

ストレスに負けない心と体をつくるポイント
①栄養バランスを整える
②規則正しい生活を心がけ，休息や休養，睡眠を十分にとる
③仕事に関係のない趣味や娯楽，運動などの気晴らしをもつ
④親しい人たちと交流する時間をもつ
⑤一人で落ち着ける時間をもつ
⑥緊張を解きほぐす時間をもつ
⑦ストレス解消をタバコやお酒に頼らない

度により異なる[15]）や慢性疾患管理や復旧復興時の二次災害医療を行う亜急性期[15]には，実行可能な項目から徐々に取り組んでもらいたい.

　ここからは，それぞれの項目の説明に加え，超急性期や急性期であっても可能であれば，取り組んでもらいたいポイントを紹介する.

　表6-3①の「栄養バランスを整える」については，食事が主食に偏ったり野菜をとらなかったりすると，たんぱく質やビタミンが体内で利用されず，ストレスをためることになるため，日常から栄養バランスを心がけたい[13]. 広域災害超急性期や急性期は，栄養のバランスをとることは難しいが，水分や糖分の補給は忘れないようにしたい. もし砂糖があれば水に加えて摂取するのもよいし，栄養補助剤などのストックがあれば服用するとよい. 亜急性期でも食生活に制限があることが多いが，可能であれば，ほかの食べ物（例えば，野菜や果物の代わりにジュースやゼリー，牛乳の代わりにチーズや乳酸飲料など）での代替え摂取を考えるとよい[13].

　表6-3②「規則正しい生活を心がけ，休息や休養，睡眠を十分にとる」については，広域災害超急性期や急性期には，たとえ数分でも休息を心がけてほしい. 少しでも睡眠をうまくとるため，アイマスクを使用したり，休憩場所をシーツで囲むなど，睡眠の質を上げる工夫がされるとよい. また，日頃からカフェインの取り過ぎに注意が必要である[16]. エナジードリンクにもカフェインが含まれているため，成分表を確認し飲み過ぎへの注意が必要である.

　表6-3③「仕事に関係のない趣味や娯楽，運動などの気晴らしをもつ」については，1週間に1時間程度でもいいので，運動したり，仕事とは無関係の趣味や娯楽に打ち込みストレスから意識をそらしたり，ストレスを発散するように心がけるとよい[12]. 広域災害超急性期や急性期には，「窓を開けて外の空気を吸ってみる」「外に向かって声を出してみる」などが効果的である.

　表6-3④「親しい人たちと交流する時間をもつ」については，親しい人に話を聞いてもらうことで，気が楽になったり気持ちが整理され，自分で解決できることもある[12, 14]ため，心がけてもらいたい. 広域災害超急性期や急性期であっても，自分の心にため込まず，話を聞いてもらえそうな人に聞いてくれるようお願いするとよい.

　表6-3⑤「一人で落ち着ける時間をもつ」については，休憩時間に好きな音

楽を聴くなど，自分が落ち着ける環境をもつことで気分が安定する[14]．広域災害超急性期や急性期では休憩時やトイレ時にゆっくりと呼吸をしてみたり，窓から外を見て空の青さや雲の形を眺めてみたり，夜であれば月の形や明るさ，星の色や光の強さを観察するのもよい．

表6-3⑥「緊張を解きほぐす時間をもつ」については，仕事の途中であっても，「緊張が続いている」と感じたときは，席を立って歩いてみたり，好きな飲料を飲むなど，疲労が蓄積する前に意識して短い休憩をとるとよい[12]．広域災害超急性期や急性期であっても，ちょっとの間で構わないのでその場から離れ，ゆっくりと呼吸をしたり，首や肩の筋肉を弛緩させる方法をとるとよい．ゆっくりと呼吸をする方法や首や肩の筋肉を弛緩させる方法は，次節で紹介する．

表6-3⑦「ストレス解消をタバコやお酒に頼らない」については，場合によっては依存の危険性があり心身の健康を損なう可能性がある[14, 16]ため，注意が必要である．次に臨床の場でも用いられているセルフケアを紹介する．

6.3 広域災害時に用いることができる臨床的知見に基づいたセルフケア

本節では，広域災害時にも簡単に取り組め，臨床場面でも用いられている漸進的筋弛緩法とマインドフルネス呼吸瞑想の進め方を紹介する．

a. 漸進的筋弛緩法

広域災害時における急性ストレス反応のもとでは，不眠や不安，頻脈や発汗など自律神経系の身体症状が現れ，覚醒が亢進された状態になる．漸進的筋弛緩法は，心理的な不安や緊張と身体的な筋肉の緊張との関係を研究していたE. ジェイコブソンによって1929年に発表された．筋肉の弛緩という身体的な側面から心理的な安静感に働きかけていこうとするものであり，筋肉の緊張と弛緩を意識的に繰り返し行うことにより身体のリラックスを導く．広域災害時など，ストレスで自律神経の調整がうまく働かず，就寝前でも副交感神経がうまく働かず，交感神経が優位になりリラックスできないときに効果的である[17]．

漸進的筋弛緩法を行う前の準備として，身体を締めつけている時計などは事

表6-4　漸進的筋弛緩法の進め方（岡島ら[17]より抜粋）

I　手のリラックス

①前かがみになり，手のひらをぎゅっと握り5秒程力をいれ，その後ストンと力を抜き20秒程力が抜けた感じを味わう.
②もう一度,手のひらを握る. この時は「爪が当たって痛いな」など力が入っている感覚に注意を向け, その後, ストンと力を抜く.
③今度は，手のひらを目一杯広げる. この時も手のひらが張っている感覚に注意を向け, その後, ストンと力を抜く.

II　腕のリラックス

①拳を軽く握り，肘をぐっと曲げ脇を締める. 腕が震えるぐらいの力で力を入れる.
②5秒程力を入れた状態を保つ.
③操り人形になったつもりで, 突然糸が切れたようなイメージで, 太ももにストンと腕を落とし, 20秒程力が抜けた感じを味わう.

III　首のリラックス

①背筋を伸ばし首をストンと落とし, 首の後ろが伸びていることに意識を向けながら, 顎と鎖骨を近づけていく.
②首を痛めるといけないので, ゆっくり正面を向く.
③そのまま頭を後ろに下げていき, 天井のなるべく後ろの方を見るようにする.
④ゆっくり正面に戻す.
⑤肩を動かさずに, 右の首筋が伸びていることに意識を向けながら, 左肩に左耳を近づけていく.
⑥元に戻し, 同様に左の首筋が伸びていることに意識を向けながら, 右肩に右耳を近づけていく.

前に外し, ゴムやひもなどで身体が締めつけられている部分があればゆるめる. 椅子に浅く腰掛け,膝の角度は90度. 両足は肩幅ぐらいに開く. 足の裏全面がピタッと床に着くようにする. 目は軽く閉じる. ポイントは, 身体の一部分に6~8割ぐらいの力を入れて緊張させ, 一気に力を抜くことである. 筋肉を緊張させた後, 一気に力を抜くことで「力が抜けてリラックスできている」という感覚をつかむ. 繰り返し力が抜ける感覚がつかめていくと, 不眠の解消だけでなく, 緊張性の頭痛の軽減や不快感の軽減などにも効果がある[17].

　この項では表6-4に提示したIの手のリラックスから順にIIIまで紹介する. 以降（IV 肩と上半身のリラックス, V 背中とお腹のリラックス, VI 脚のリラックス, VII 全身のリラックス）は, 文献やサイトで確認が可能である[17].

　不眠の改善のために漸進的筋弛緩法を行った場合は, すぐに寝床に横になれるようにするとよい. 日中に行っても構わないが, 深いリラックス状態にあるため, 終了後, 急に立ち上がるとめまいやふらつきが起こる可能性がある. 終

了後は，背伸びをしたり肩を回すなどして，身体を動かす準備を行う必要がある[17].

b.　マインドフルネス

　ここでは，マインドフルネスの考えに基づくセルフケアである呼吸瞑想を紹介する．マインドフルネスは第三世代の認知行動療法の代表的な技法であり，仏陀の教えを前提に作成され，瞑想や座禅，ヨガとも密接につながっている．自律神経系の2つの神経（交感・副交感神経系）の間にバランスをもたらし，心に平穏状態をつくり出す．数あるマインドフルネスの手法の中で，ここでは，精神科医であり禅僧である川野泰周が勧めるマインドフルネス[18]を紹介する．

　最初に，マインドフルネスが有効な「疲れの種類」について説明する．強いストレスを感じながら業務を続けると疲れがたまってくる．「疲れ」は，「身体（肉体）の疲れ」と「脳の疲れ」に分けられる．「脳の疲れ」は，悩みやストレスなどのネガティブな感情による「こころの疲れ」と，いくつもの作業，思考を同時に行うことで脳に負担がかかる「マルチタスクによる疲れ」に分けられる．

　「悩み」が頭から離れないときや，マルチタスクでいっぱいいっぱいになってしまったときは，頭を意識的に，今ここにあるたった一つの現実に意識を集中させる．つまり，マルチになっている要素を排して「シングルタスクにする」ことが必要である[18].

　意識的に休息をとっても，意欲がわかない，集中力がもたない，食欲がない，睡眠が浅い場合は，身体ではなく「脳が疲れている」可能性が高い．マインドフルネスはこうした「脳の疲れ」に有効である[18].ここでは，広域災害時でも簡単に取り組めるマインドフルネスとして，呼吸瞑想（表6-5）を紹介する．

表6-5　呼吸瞑想の進め方（川野[18]より作成）

①姿勢は，椅子に座っていても立っていても構わない．頭のてっぺんから1本の糸でつられているようなイメージで背筋を伸ばす．
②呼吸をするときは，ゆっくり鼻から息を吸って空気をいっぱい身体の中に取り込む．吐くときは，ゆっくりと鼻から吐く．それを何回か繰り返す．目は閉じても開いても構わない，少し遠くに視線を送って目を開けると，仏様に見られる半眼になる．

　呼吸瞑想を行う前の準備で大事なことは呼吸に意識を集中させることである．広域災害時の混乱の中でも，1分間でいいので，吸う息と吐く息にひたすら意識を向けることで脳を休ませることができる．ふだんは無意識でやっている呼吸を集中して意識的に行うことは，シングルタスクの実践となり，脳の疲れによるストレスに効果がある．

　呼吸瞑想のポイントは，呼吸を分析したり数を数えたりする必要はなく，息を吸って吐くときに出入りする空気の流れの感覚に注意を向けて観察し続けることである．雑念が出てもそれを責めたり，ダメだと評価せずに，呼吸以外を考えていたことに気づいた自分を褒め，再び，優しく注意を呼吸の観察に戻せばよい．鼻の穴や鼻の周辺を空気が通り抜ける感覚や肺やお腹が膨らんだりへこんだりする感覚を丁寧に観る（眺める）感覚で呼吸を続けるのもよい．これができれば，しっかりと「呼吸瞑想」ができている[18)．

　以上，セルフヘルプを中心としたストレスケアを紹介したが，広域災害時にこうしたストレスケアを行っても辛い場合や改善されない場合がある．そのような場合は，専門家と一緒に治療や心理療法に臨むことが必要である．

6.4　広域災害時のラインによるケア，専門的なケア

　本節では，「ラインによるケア」を紹介し，次に，「事業場内産業保健スタッフなど」と「事業場外資源ケア」をあわせて「専門的なケア」として紹介する．

a.　広域災害発生直後に有効なラインによるケア

　広域災害時に支援者として活動する消防職員のために松井[19)が提唱する「広域災害直後に組織が取るべき惨事ストレス対策[19)」を踏まえ，広域災害時の看護職員のための「ラインによるケア」を参考として表6-6に示す．

　①の「院長からの支援表明」は，トップが「患者は看護職員たちが護り，職員は組織が護る！」などの意志表明が出されたり，見舞いや活動に対するねぎらいなど看護職員に対する敬意を示すことである．

　②の「看護職員（医師やコメディカルを含む）や，その家族の安全確保，資源確保」は，看護職員への適切な避難指示のほか，看護職員の家族の情報が看

表 6-6　広域災害直後に組織がとるべき惨事ストレス対策（松井[19]，日本精神保健看護学会[15]より作成）

①院長からの支援表明
②看護職員（医師やコメディカルを含む）や，その家族の安全確保，資源確保
③記録をとる
④普段からの話しあいを被災時も継続
⑤毎日の会議での情報共有，決定事項の実行
⑥怒りの蔓延に備える
⑦休憩・休養の確保
⑧すべての看護スタッフが主体的な参加意識をもつ
⑨状況に応じて各自が柔軟に自主的に動く
⑩互いに支えあう環境
⑪辛い状況でもユーモアを忘れない環境

護職員に，看護職員の情報が家族に適切に提供されることや，看護職員のための安全な住居の確保などである．

③の「記録をとる」は，災害直後から記録をとることで自分たちの活動の意義を肯定的に見直すことができ，記録をとることそのものがセルフケアの役割ももつ．以上の3つの項目は，広域災害直後に行ってほしいポイントである．

④，⑤の「普段からの話しあいを被災時も継続」や「毎日の会議での情報共有，決定事項の実行」は，広域災害直後でも，できるだけ話しあいや情報共有の時間をもつことで，看護職員が安心感をもって仕事を継続することができる[15]．毎日の会議は，次節で紹介するデフュージングとしても役立つ．

⑥の「怒りの蔓延に備える」は，災害時には患者や患者の家族から「どこにも出しようがない怒り」が看護職員に向けられる可能性が高い．それだけでなく，看護職員同士でイライラや怒りを向けあうこともある．こうした怒りへの対処である．例えば，「病院に詰めている看護師と病院に来られなかった看護師がトラブルにならないよう配慮」したり，「病院に来られない看護師の理由を病院にいるメンバーに説明」したり，病院に来られなかったスタッフの心情への配慮を組織が率先して示すことである．

⑦の「休憩・休養の確保」は，院内に休憩スペースをつくったり，少しでも職場を離れる時間をもたせたり，業務命令として強制的に休ませるなどを行うことである．可能であれば，入浴機会の提供などできるだけ日常に触れさせたり，交代要員を確保する．

⑧，⑨「すべての看護スタッフが主体的な参加意識をもつ」や「状況に応じて各自が柔軟に自主的に動く」を組織やチームが満たすことで，広域災害時であっても看護職員がもつ一人ひとりの力を発揮できる[15, 19]．

その後の亜急性期では，「メンタルな部分も含めた健康診断や職場内の支えあいの促進」「休暇の付与」「展望や見通しを与える」などが考えられる[15, 19]．

b. 広域災害時に有効なその他の専門的なケア

最後に，広域災害時のストレスに有効とされている様々な専門的療法を紹介する．抑うつ状態にはCBT（Cognitive Behavior Therapy，認知行動療法）[20, 21]やIPT（Interpersonal Psychotherapy，対人関係療法）[22]が，外傷的な出来事を体験した場合にはPE（Prolonged Exposure Therapy，長時間曝露療法／持続エクスポージャー療法）[23]やEMDR（Eye Movement Desensitization and Reprocessing，眼球運動による脱感作と再処理法）[24]，CPT（Cognitive Processing Therapy，認知処理療法）[25]などが多く用いられる．また，TF-CBT（Trauma-Focused Cognitive Behavioral Therapy，トラウマフォーカスト認知行動療法）[26]なども用いられる．さらに，身体の一部分に刺激を与えたり，運動を行うことで不快感の軽減を図るTFT（Thought Field Therapy，思考場療法）[27]やブレインジム[28]なども用いられる．

紹介したいずれの心理療法も精神科の医師や地域の精神保健福祉センターなどに相談し紹介してもらうのがよい．科学的根拠に基づいて作成された認知行動療法に基づくセルフガイドの書籍[20, 21, 25]を使用することもできるが，辛い場合や改善されない場合は，専門家と一緒に治療に臨むことを勧める[16]．

引用文献
1) 山﨑達枝：被災しながら業務を遂行した看護職への惨事ストレスの支援．産業精神保健，21(1): 4-8, 2013.
2) 厚生労働省：職場における心の健康づくり—労働者の心の健康の保持増進のための指針，pp.2-7, 21-26, 2012.
3) Lazarus, R. S. and Folkman, S.：*Stress, Appraisal,and Coping,* Springer Publishing Company, 1984.（R・Sラザルス，S・フォルクマン（著），本明 寛ほか（監訳）：ストレスの心理学—認知的評価と対処，実務教育出版，1991.）
4) J・S・ベック（著），伊藤絵美ほか（訳）：認知療法実践ガイド 基礎から応用まで—ジュ

ディスベックの認知療法テキスト，pp.17-31，清和書店，2004.

5)　坪井康次：ストレスコーピング―自分でできるストレスマネジメント．心身健康科学，6(2): 59-64，2010.

6)　大野　裕・田中克俊：保健，医療，福祉，教育にいかす簡易型認知行動療法実践マニュアル，pp.11-18，きずな出版，2017.

7)　Furukawa, T A, et al.：The performance of the Japanese version of the K6 and K10 in the World Mental Health Survey Japan. *International Journal of Methods in Psychiatric Research*, 17(3): 152-158，2008.

8)　Kessler, R C, et al.：Short screening scales to monitor population prevalences and trends in non-specific psychological distress. *Psychological Medicine*, 32(6): 959-976, 2002.

9)　川上憲人：一般住民におけるトラウマ被害の精神影響の調査手段マニュアル，pp.5-13，2015.　http://plaza.umin.ac.jp/heart/archives/151026.shtml

10)　Asukai, N., et al.：Reliability and validity of the Japanese-language version of the impact of event scale-revised (IES-R-J): four studies of different traumatic events, *Journal of Nervous and Mental Disease*, 190(3): 175-182, 2002.

11)　Wilson, J. P., et al.：The Impact of Event Scale-Revised. In *Assessing Psychological Trauma and PTSD*, 2nd ed.)., pp.168-189, The Guilford Press, 2004.

12)　公益社団法人日本看護協会：看護職の働き方改革の推進 個人での対応セルフケア ストレスへの気づきと対処．https://www.nurse.or.jp/nursing/shuroanzen/safety/mental/kojin/index.html（2020 年 5 月 18 日閲覧）

13)　村上正人・則岡孝子：ストレス対策で病気を防ぐ，治す本，pp.90-105，主婦と生活社，2009.

14)　厚生労働省（独）労働者健康安全機構：Selfcare こころの健康 気づきのヒント集, pp.8-11，2019.

15)　一般社団法人日本精神保健看護学会：精神科病院で働く看護師のための災害時ケアハンドブック，pp.10-35，すぴか書房，2015.

16)　B・キッチナー，A・ジョーム（著），メンタルヘルス・ファーストエイド・ジャパン（編訳）：専門家に相談する前のメンタルヘルス・ファーストエイド―こころの応急処置マニュアル，pp.22-55，76-81，創元社，2012.

17)　岡島　義・井上雄一：筋弛緩法．薬を手放し再発を防ぐ 認知行動療法で改善する不眠症，pp.150-165, すばる舎，2012.　筋弛緩法詳細．https://gooday.nikkei.co.jp/atcl/report/14/091100017/061400021/（2020 年 5 月 19 日閲覧）

18)　川野泰周：心と体の正しい休め方，ディスカヴァー・トゥエンティワン，2018.

19)　松井　豊：惨事ストレスとは何か―救援者の心を守るために，河出書房新社，2019.

20)　大野　裕：こころが晴れるノート―うつと不安の認知療法自習帳，創元社，2003.

21)　D・D・バーンズ（著），野村総一郎ほか（訳）：嫌な気分よ，さようなら―自分で学ぶ「抑うつ」克服法，星和書店，2004.

22)　水島広子：自分でできる対人関係療法，創元社，2004.

23)　E・B・フォアほか（著），金　吉晴ほか（監訳）：PTSD の持続エクスポージャー療法―ト

ラウマ体験の情動処理のために，星和書店，2009.

24) F・シャピロ（著），市井雅哉（監訳）：EMDR—外傷記憶を処理する心理療法，二瓶社，2004.

25) 伊藤正哉ほか：こころを癒すノート—トラウマの認知処理療法自習帳，創元社，2012.

26) J・A・コーエンほか（著），亀岡智美ほか（監訳）：子どものためのトラウマフォーカスト認知行動療法—さまざまな臨床現場における TF-CBT 実践ガイド，岩崎学術出版社，2015.

27) R・テムズ（著），浅田仁子（訳）：タッピング入門—シンプルになった＜TFT&EFT＞，春秋社，2009.

28) S・マスコトーバ，P・カーリー（著），五十嵐善雄ほか（監訳），初鹿野ひろみ（訳）：トラウマからの回復—ブレインジムの「動き」がもたらすリカバリー，星和書店，2013.

6.5 被災地に派遣された看護職員のケア

山﨑達枝

　本節では，被災地に派遣された看護職員へのケアについて説明する．個人でできるケアを説明した後，派遣組織でとるべき対策を説明する．

a. 個人で行うケア

　災害後の危機的な環境下で活動したために発生しやすい惨事ストレスに対する多様な問題を予防するために，個人でできる救援者のストレスの軽減に必要なことを，時系列でまとめる．

●活動前

　被災地で活動できる体力があるか，体調は問題ないか，健康状態や事前準備，家族や職場の業務に支障がないかを見極める．被災地に行って活動したい，行きたいという気持ちだけで行くことは非常に危険なことである．

●活動中

　被災地での活動中は，十分な睡眠と休養，栄養（バランスのよい食事）・水分をとることを心がける．また，積極的に休憩することも必要である．休憩することは悪いことではない．「このような状況で休憩するとは何事か！」という考

えは，二昔前の話である．心身ともに健康な状態で活動することが，何よりも
よい支援につながる．休憩をとる際には，可能な限り被災者から離れ，自分の
空間をもつ．体調が悪いときには，我慢せず申し出て早めに休養・静養する．
少人数の活動では，体調を崩すことはグループ全体に支障をきたすことを，全
員が理解するべきである．

　また，気分転換を図ることが大事であり，自分の好きな物を持参することも
よい．救援者の中で，お気に入りのスカーフを持参した看護師がいた．「枕カバ
ー代わりに好みのスカーフを掛けるとゆっくり休める」と語ったが，これもよ
いアイデアであると思う．

　食生活の乱れも，ストレスの原因となる．ストレスは脳で感じる．その脳に
与える食事の影響は大きい．被災地の現場では，おにぎりや菓子パンなどの炭
水化物と揚げ物が多くなる．だからこそ意識的にビタミンなどを含め，バラン
スのとれた食事を摂取することが必要となる．煮炊きのできない被災地で，バ
ランスのとれた食事が難しいときには，サプリメントを利用することも考えて
よい．空腹時間が長く続くと，心も貧しくなる．

　リーダーは，メンバーがより働きやすくパフォーマンスがクオリティの高い
状況で活動できるよう，片寄ることなく休憩がとれ，食事もできるようなスケ
ジュール・シフト管理をしなければならない．中には，休憩をとらない救援者
もいるが，無理をしても休ませるべきである．

b.　組織で行うケア
（1）　予防教育

　以下では，派遣組織で行うべき対策を説明する．

　組織としては，被災地活動でチームの被害を出さずに維持，運営を継続する
ことが求められるが，そのためには，とくに平時において，シミュレーション
教育の実践が必要である．

　非日常の中で災害救援活動に参加する看護職には，役割や職業倫理などの十
分な事前準備状況のないまま参加する職員がいる．そうした職員は，心の準備
がないまま被災地で活動を求められることにより，ストレスを強く受けやすい．

　派遣あるいは活動前から，教育・訓練を行う際には，災害現場を模擬的に再

現しロールプレイングなどを通して，より実践的に体験し専門的な知識，技術を統合的に学ぶことが求められる．とくに救援活動経験がない者には，派遣前にシミュレーションを行い，被災地の状況に混乱しない活動につながるように，できるだけ被災地のイメージづくりをするべきである．

(2) ブリーフィング，デフュージング，デブリーフィング，報告会
●派遣前のブリーフィング（briefing）

救援者が強いストレスを受けていることから，ストレスの対応，軽減には事前説明のブリーフィング，救援活動直後の会話によるストレス発散・解消へのデブリーフィングを行うことが勧められている．帰還した救援者が受けている精神的ショックを語りあうことで，ストレスを回復させる支援法である．

筆者ら[1]は，災害救援における看護職へのブリーフィング・デブリーフィングの実態を調査した．調査対象者は看護職29名であった．その結果，ブリーフィングを受けた人は20名で，デブリーフィングを受けた人は23名であった．またブリーフィングを行った人は4名，デブリーフィングを行った人も4名であった．

派遣前のブリーフィングは1週間前から派遣直前までに，所属病院，看護協会，空港，バスの中，派遣地域の施設で実施された．ブリーフィングの中でも配慮が欠如した例として，「禁止事項の説明のみ」「高圧的」「直前すぎる」「持ち物と経路だけの説明」「質問できない雰囲気」などがあげられていた．

派遣組織のブリーフィングにおいては，被災地の状況，活動方針，活動期間，活動に向けての心構え，ストレスの処理法，保険の説明などの看護職に特化した情報提供を行うことが大事である．

派遣前の救援者は，できるだけ多くの被災情報を得ることが求められる．例えば，被災地までのライフラインの状況・具体的な活動内容・期間・場所・メンバー・現地のニーズ・保険を確認し，より多くの情報を得て，準備をして被災地に向かうべきである．

筆者の見聞では，東日本大震災に救援に向かう看護師たちに，見送りにきたある看護協会の担当者から，チョコレートが渡された．チョコレートには「お疲れ様です．ありがとう」と書かれた帯がまいてあったという．このような思

いやりが，これから活動に向かう緊張している救援者の気持ちを救うきっかけになるかもしれない．

●活動中のデフュージング（defusing）

　1日1回夕方に活動中体験したことなどをグループ間で情報共有し，感情のコントロールを行うことである．話したくない場合には無理に話さなくともよい．話したくない場合には，報告書や日記を書くことが，気持ちの整理にもつながる．自分の言葉で心情を発露し書き留めることを推奨する．また，家族または友人で，信頼でき，安心して話せる人を普段から得ておくことは，ストレスをためないためにも大切なことである．

　メンバーは，発言者に無理に話を聞き出したり，話すことを強制してはならない．また，発言内容に批判や非難をしてはならない．

●活動終了後のデブリーフィング（debriefing）

　被災地で体験した辛い出来事などの感情を自身の心の中にしまっておくことは，心的外傷後ストレス障害（PTSD）や心身症の発生の要因になる．デブリーフィングは活動後に行うグループミーティングである．デブリーフィングでは表6-7のような注意点がある．

　デブリーフィングでは，できなかったことを語るのではなく，できたことを語る．「あのときにこうすればよかった」と後悔するのではなく，次の活動への糧とし，被災地で活動し学んだことを誇りに思うことが重要である．

　デブリファー（デブリーフィングを行う人）は，語りあいが穏やかな雰囲気で進むように，軽く食事をしながら行うなど配慮する．各人の主体性を尊重して自分の意見を強制しない．災害後起こる様々な心的反応は，正常な反応であ

表6-7　デブリーフィング実施上の注意点

a　行った救援活動の発表に関して批判や非難，責めあうことはしない
b　発表順番を決めず，話したい人が話す
c　何ができたか，どのようなことがよかったのか，ポジティブなことを話す
d　秘密保持のために記録，メモを残さない
e　固くならないための雰囲気づくりが重要である

表6-8 デブリーフィングで専門家に委ねたほうが望ましい参加者の反応

(1) 感情のコントロールができない. 涙もろい, 可笑しくないのに笑うなど,
　　 ちょっとしたことに苦言を言うなどがみえる
(2) 薬物依存:眠れないために睡眠導入剤を使用
(3) 食欲がない, 体重減少
(4) イライラしている, 活気がない
(5) アルコールの量, たばこの本数が増えた

ること, 異常な状況の中での活動であるので, そのような反応が出て当たり前
で, 多くは数日から数カ月程度で自然に収まることを伝える. しかし, 参加者
の様子や発表から表6-8のような行動や症状が見られるとき, 専門家に委ねた
ほうがいいときは専門家を紹介すべきである. 何よりも自分たちで抱え込まな
いことである. こうした留意点があるため, デブリファーも研修や訓練を受け
ておくことも必要である.

●報告会の開催

　組織として救援者の帰還後に, 報告会を開催することは重要である. さらに
その報告会の準備のために休暇を与える. 報告会は, 施設内で開催することが
ベストだが, 時間設定などで難しいときには職場内で報告会を設定する. また,
体験から学んだことをまとめ, 次に生かせるよう学会などに発表する機会を与
えることも必要である.

(3) 組織が職員を守るために

　被災地域で活動する救援者には, 活動直後から精神的な介入が重要である.
また, 救援活動前から, 研修などを開催し精神的安定の重要性を組織に浸透さ
せ, 体制を整えることが大切である.

　救援者の中には, 「上司から深夜勤務するなら行かせますと言われたので…
深夜勤務を終えて活動に入りました」という人がいた. 別な救援者からは「帰
ったら深夜勤務をします」との発言もあった. 被災地で活動することはどれ程
のストレスを受けるのかが理解されていないのである. 十分な睡眠をとらずに
現地で活動することは無謀である. 重村淳は被災者より救援者のほうがPTSD

にかかる率は 10〜20％高いと発表している[2].

　厚生労働省は，事業継続計画（Business Continuity Planning：BCP）の策定を義務化した．熊本地震を教訓に備えを強化し，医療施設ではマニュアルの整備や定期的な訓練が実施されている．しかし，救援者へのメンタルヘルスの対応についてはいまだ，認識が薄い．医療者でもストレスを受けることを関係者全員が認識し，早めの介入が重要である．惨事ストレスの対応は個人では限界があり，セルフケアだけで解決はできない．組織として職員を守るという視点でのメンタルヘルス対策が必要である．さらに，マスコミや社会からの感謝・労い・思いを寄せた優しい言葉がけが求められる．

引用文献
1)　伊藤尚子・山﨑達枝：災害時支援にかかる看護職へのブリーフィング・デブリーフィングガイドラインの検討．（未発表）
2)　セカンドオピニオン．週間朝日増刊 新「名医」の最新治療 2011，朝日新聞出版，2010.

コラム6　熊本地震後の看護職を支えた「くまもと復興応援ナース」制度

岡　順子

■ 平成 28 年熊本地震発災

　平成 28（2016）年 4 月 14 日および 16 日に発生した熊本地震では，我が国の地震観測史上初めて発災 24 時間以内に「最大震度 7」が 2 回発生した．最大避難者数 18 万人を超える中，県内の一部の医療機関では一時的に入院休止を余儀なくされるなど，住民の生命に直結し，生活に最も身近な医療も甚大な被害を受けた．

　中でも，大規模な斜面崩落による基幹道路（国道 57 号）および九州を横断する JR 線の寸断や阿蘇大橋の崩壊により，阿蘇地域の看護職の離職やそれに伴う新たな人材の確保は，最も深刻であった．発災後，県内のすべての病院を対象に熊本県看護協会が実施した「熊本地震の影響による離職調査」によれば，地震の影響による離職者総数は 216 名で，うち 62 名が阿蘇地域の方であった．これは，阿蘇地域の病院就業看護師の 4 人に 1 人が離職したことになる（表）．

■ 甚大な被害による看護職の疲弊が深刻な阿蘇地域

　阿蘇地域の甚大な被害により，一部の二次救急病院の入院休止を余儀なくされた結果，中核病院への救急患者受け入れの集中や，交通の寸断から熊本市内の専門医への通院困難な状況が生じるなど，医療機関あたりの患者数が急激に増加した．また，交通アクセスの不安定さが影響し，求人しても応募者が集まらない，面接しても賃貸物件の「みなし仮設」への転用などの影響により居住施設が確保できないなどの理由から採用に至らないなど，人材が確保できないことによる看護職一人あたりの業務量の増加は，顕著であった．

　一方，阿蘇地域の看護職自身が被災者でもある．発災後，一部倒壊した自宅に家族を残し，被災者の看護に献身的に携わった方，頻発する余震やライフラインの寸断の中，入院患者の全数避難に携わった方など，多くの看護職の惨事ストレ

表　（熊本地震）震災のために離職した二次医療圏別病院就業看護師千対数比較（平成 29 年 3 月時点）

二次医療圏	熊本	上益城	宇城	菊池	阿蘇	八代	総数
離職者数（A）	102	22	4	10	**62**	16	216
病院就業看護師数（B）※	8,635	337	692	1,491	**246**	1,058	15,933
病院就業看護師千対あたり離職者数　（A/B）×1,000	11.8	65.3	5.8	6.7	**252.0**	15.1	13.6

※病院就業看護師数：厚生労働省看護職員業務従事者届（平成 28 年 12 月末日）

スの影響も懸念された．地震後に阿蘇地域の中核的病院が全職員を対象にしたストレス調査では，職員の16.0％が「高いストレスがある」と回答している．

■疲弊した阿蘇地域の看護体制（看護職）を支えたくまもと復興応援ナース

　このような中，阿蘇地域の首長，病院長などから「心身ともに看護職の疲労はピーク．このままでは阿蘇地域の医療提供体制が崩壊しかねない．新たな看護職員確保の仕組みの構築を」という強い要望が寄せられた．そこで，疲弊した看護体制を外からの応援によって回復させることを主眼に，就労・あっせんを行う従来の「ナースセンター」の仕組みを活用し，次の就労までの「つなぎ就労」や，長期の就労に躊躇している方に配慮した1カ月からの短期就労も可能とした「くまもと復興応援ナース（以下，復興応援ナース）」を熊本県と県看護協会が協働で創設した．平成29（2017）年5月15日，県と県看護協会の相互の連携等に関する覚書を締結し，全国に向け募集を開始した．募集開始から約2年を経た平成30（2018）年3月末までに，全国18都府県から累計57名の復興応援ナースが集まり，阿蘇地域の精神科を含むすべての病院で就労いただいた．

　支援を受けた看護管理者からは，「短期間の支援であっても，被災後，十分な休養が取れていなかった看護職を休ませられる．それだけでも有り難い」「応援ナースが被災地外の方だからこそ，被災した経験を率直に語りやすい」「同じ被災者である方には語れない苦痛や弱音を吐露できる」「休暇の取得が可能となって，被災後，久しぶりにゆっくりと家族と過ごす時間ができたと語るスタッフが増えた」「病院全体が明るくなった」など，被災した看護職のこころと身体両面の支えになっていた．制度創設後，復興応援ナース間，受援病院間の情報交換を目的とした交流会を複数回実施した．参加した看護職の中には，「地震後初めて泣くことができた」「こころが少し軽くなった」と被災直後の状況を涙ながらに語る人も多くいた．

　熊本地震という未曾有の災害を経験した本県にとって，復興応援ナースによる献身的で専門性の高い看護活動は，単に看護職不足を補完するマンパワーだけではなく，休養の確保，被災した経験による不安や悲しみの語りを導き出し，そして支えるなど，被災後の惨事ストレスの緩和の一助になったといえよう．

索　　引

編著者略歴

松井　豊
1982 年　東京都立大学大学院人文科学研究科博士課程修了
現　在　筑波大学名誉教授
　　　　文学博士

〈おもな著書〉
『社会と人間関係の心理学』（共著，岩波書店，2007 年）
『惨事ストレスへのケア』（編著，おうふう，2009 年）
『改訂新版　心理学論文の書き方』（河出書房新社，2010 年）
『対人関係と恋愛・友情の心理学』（朝倉実践心理学講座 8，編著，朝倉書店，2010 年）
『惨事ストレスとは何か』（河出書房新社，2019 年）

看護職員の惨事ストレスとケア
　　―災害・暴力から心を守る―　　　　　　　　定価はカバーに表示

2020 年 10 月 1 日　初版第 1 刷

編著者　松　井　　　豊

発行者　朝　倉　誠　造

発行所　株式会社　朝　倉　書　店
　　　　東京都新宿区新小川町 6-29
　　　　郵便番号　　162-8707
　　　　電　話　03（3260）0141
　　　　FAX　03（3260）0180
　　　　http://www.asakura.co.jp

〈検印省略〉

© 2020 〈無断複写・転載を禁ず〉　　　　　教文堂・渡辺製本

ISBN 978-4-254-33011-3　C 3047　　　　Printed in Japan

前浜松医大 高田明和編
シリーズ〈栄養と疾病の科学〉1

摂 食 と 健 康 の 科 学

36185-8 C3347　　　　　A 5 判 272頁 本体4500円

食と健康(疾病)に関する最新情報をエビデンスに基づき提供。〔内容〕肥満の予防と治療／味覚の受容／味覚情報の伝達と中枢処理／空腹感と満腹感／腸と栄養, 腸内細菌との共生／精神栄養学からみた食／ブドウ糖と脳／糖質と健康／ほか

前浜松医大 高田明和編
シリーズ〈栄養と疾病の科学〉2

血　栓　症　と　食

36186-5 C3347　　　　　A 5 判 232頁 本体4000円

血栓症と肥満が相互に影響しあうことを明らかにし, 肥満ひいては食と血栓症の関係を探る。〔内容〕血栓症の仕組／肥満と血栓症／脂質と血栓症／腫瘍, 深部静脈血栓症／栄養と血栓溶解／周期期の出血と止血／最新画像診断とIVR医療機器開発

前金工大 鈴木良次・金工大 辰巳仁史
前豊橋創造大 宮原英夫編著

知っておきたい 医工計測技術入門

33506-4 C3047　　　　　B 5 判 200頁 本体2500円

医療実務者が普段使用している医工計測技術について広くとりあげ, 用途・原理・構造・臨床応用の実際などを解説。〔内容〕身体の中を診る技術／血液・細胞を診る技術／運動機能を診る技術／脳を診る技術／口腔機能を診る技術／他

横市大 伊藤秀一・医歯大 森　雅亮監修
日本小児リウマチ学会編集

小 児 リ ウ マ チ 学

32258-3 C3047　　　　　B 5 判 328頁 本体10000円

現在の小児リウマチ学を網羅した, 小児リウマチ専門医, 小児科医から医学系・看護系学生の必携書。〔内容〕関節炎等小児リウマチ性疾患／全身性リウマチ性疾患／血管炎症候群／自己炎症性症候群／慢性疼痛性疾患／治療薬・治療法／社会環境

日本ワクチン学会編

ワ ク チ ン
―基礎から臨床まで―

30115-1 C3047　　　　　B 5 判 376頁 本体9500円

海外からの旅行者の増大など, 感染症罹患のリスクは近年増えつつある。本書はワクチンの歴史・概念から開発・許認可・製造・品質管理・サーベイランス・副反応などワクチンに関する最新かつスタンダードな考え方を整理し, さまざまな細菌ワクチンとウイルスワクチン, 今後のワクチンそして予防接種のスケジュール・禁忌・法的基盤・費用対効果など, ワクチンのすべてを詳述。正確な知識を有する医師, 看護師・保健師・検査技師ら医療関係者や行政関係者の必携書。

慈恵医大 宮田久嗣・帝京大 高田孝二・
都医学総研 池田和隆・(株)LSI廣中直行編著

アディクションサイエンス
―依存・嗜癖の科学―

52025-5 C3011　　　　　B 5 判 308頁 本体7400円

アルコール健康障害対策基本法の制定やIR推進法案の可決等により, 社会的関心が高まっている依存症・嗜癖(アディクション)について, 基礎研究の最前線の姿を伝えるとともに臨床実践のあるべき姿を探る。〔内容〕1. 薬物依存研究の基礎(薬物自己投与, 薬物弁別等)／2. 基礎研究の展開(神経機構, 脳機能解析等)／3. 依存・嗜癖問題の諸相(アルコール, ギャンブル, インターネット等)／4. 治療と回復の取り組み：臨床医の立場から(薬物療法, 認知行動療法等)

東京医大 矢﨑義雄総編集

内　科　学 (第11版) [分冊版]

32271-2 C3047　　　　　B 5 判 2822頁 本体24800円

「朝倉内科」の改訂11版。オールカラーの写真や図表と本文との対応が読みやすい決定版。国家試験出題基準を網羅する内容。近年の研究の進展や発見を各章冒頭の「新しい展開」にまとめる。高齢社会の進展など時代の変化を踏まえて「心身医学」「老年医学」を独立した章に。これからの内科医に要求される守備範囲の広さに応えた。本文の理解を深め広げる図表やコラム・文献, さらに動画など豊富なデジタル付録がウェブ上で閲覧可能(本文500頁相当)。分冊版は携帯しやすく5分冊に。

上記価格 (税別) は 2020 年 9 月現在